AF495624

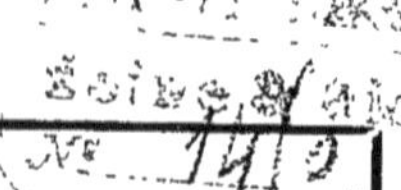

PUBLICATIONS DU *PROGRÈS MÉDICAL*

LEÇONS

SUR LES

AFFECTIONS NERVEUSES LOCALES

PAR

LE DR B. BRODIE

TRADUITES DE L'ANGLAIS

PAR

LE DOCTEUR DOUGLAS AIGRE

PARIS

Aux bureaux du PROGRÈS MÉDICAL | 6, rue des Écoles, 6

A. COCCOZ, Libraire-Editeur | 11, rue de l'Ancienne-Comédie, 11.

1880

LEÇONS

SUR LES

AFFECTIONS NERVEUSES LOCALES

VERSAILLES

IMPRIMERIE CERF ET FILS

59, RUE DUPLESSIS.

PUBLICATIONS DU *PROGRÈS MÉDICAL*

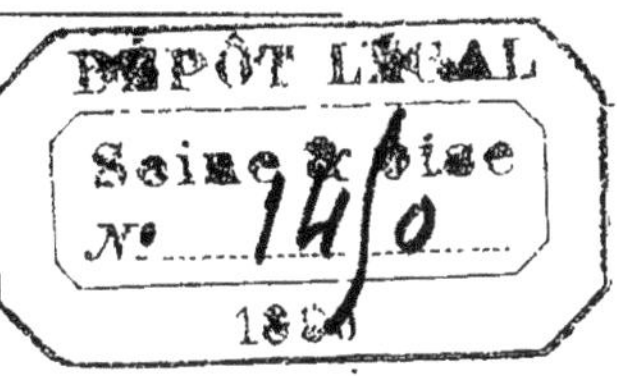

LEÇONS

SUR LES

AFFECTIONS NERVEUSES LOCALES

PAR

LE DR B. BRODIE

TRADUITES DE L'ANGLAIS

PAR

LE DOCTEUR DOUGLAS AIGRE

PARIS

Aux bureaux du PROGRÈS MÉDICAL
6, rue des Ecoles, 6.

A. COCCOZ, Libraire-Éditeur
11, rue de l'Ancienne-Comédie, 11.

1880

LEÇONS

SUR

LES AFFECTIONS NERVEUSES LOCALES

PREMIÈRE LEÇON.

Théorie des affections nerveuses locales. — Des diverses conditions dans lesquelles elles se montrent. — Des principes qui doivent servir de base au traitement de ces affections.

Sommaire. — La sensibilité d'une région peut être augmentée, diminuée ou pervertie, sans aucune affection appréciable. — Il en est de même à l'égard des nerfs moteurs. — Fréquence des affections nerveuses locales. — Difficulté de diagnostiquer les causes dont elles dépendent. — Différentes causes : compression d'un nerf; lésions siégeant à la racine d'un nerf ou à ses filets terminaux. — Actes réflexes. — Douleurs sympathiques. — Observations.

Ces affections revêtent des caractères très variés : formes névralgiques; spasmes musculaires. — Intermittence régulière ou irrégulière des douleurs.— Les douleurs nerveuses varient non seulement dans leur intensité, mais encore dans leur nature. — Intermittences irrégulières.

La nature de la douleur dépend probablement autant de la structure anatomique de la région qui en est le siège, que de la cause qui la produit. — Certaines régions sont principalement prédisposées aux douleurs nerveuses. — Régions où se rencontrent les spasmes musculaires.

La médication doit être basée sur l'étude des symptômes. — Remèdes locaux.

Les douleurs nerveuses peuvent être sous la dépendance de la goutte; des fièvres intermittentes. — Leur gravité quand elles dépendent d'une

affection du cerveau ou de la moelle. — Si, dans ce cas, les symptômes affectent la forme de spasmes musculaires, la thérapeutique est impuissante. — Il n'en est plus de même quand ce sont des douleurs nerveuses.

Messieurs,

Une dame d'un âge moyen, qui avait éprouvé pendant longtemps des préoccupations mentales, se plaignait d'une douleur aiguë et persistante qu'elle délimitait en un point d'un diamètre de 3 à 4 pouces, au niveau des fausses côtes du côté gauche. Elle était sujette, en outre, à des accès probablement de nature hystérique; sa santé générale était, d'ailleurs, très délabrée. Elle mourut dans cet état, et, à l'autopsie, on examina avec un soin tout particulier le côté où la malade avait accusé de la douleur. On n'y trouva rien de pathologique ; il n'y avait ni dépôt inflammatoire, ni épaississement, ni adhérences, ni aucune modification morbide : ces parties étaient absolument saines.

Rien n'est plus commun que les observations de ce genre. C'est là un de ces cas qui viennent à l'appui de cet axiôme : que la sensibilité d'une région peut être augmentée, diminuée, ou pervertie d'une façon quelconque, sans qu'il existe aucune affection appréciable ni pendant la vie, ni après la mort.

Il y a une autre classe d'observations qui correspondent parfaitement à celle que nous venons de rappeler, avec cette différence que ce sont les nerfs moteurs qui sont affectés, au lieu des nerfs sensitifs. Il existe une contraction involontaire, un spasme d'un certain groupe de muscles ; ou bien encore, certains muscles, qui perdent complètement leur action, se paralysent. Et cependant, si on a l'occasion de faire l'examen cadavérique de ces parties, la dissection la plus minutieuse n'y découvre rien d'anormal.

Ces faits ne sont pas bien difficiles à comprendre. On peut dire que chaque point du corps dans lequel il est possible de suivre un filet nerveux, a un point correspondant dans le cerveau ou dans la moelle : et une impression quelconque, faite soit à l'origine d'un nerf, soit sur un point de son trajet, produira des effets sensibles à l'extrémité du nerf le plus éloigné du cerveau.

Ces affections nerveuses locales sont très communes. Sous une forme ou une autre, vous les rencontrerez à chaque pas dans votre pratique; et il est très important, aussi bien pour le médecin que pour le chirurgien, de les connaître : si vous négligez cette étude,vous serez exposés à chaque instant à vous tromper sur le véritable siège d'une affection, votre attention s'égarera dans une fausse voie et, en ne tenant compte que des symptômes, vous méconnaîtrez la cause dont ils dépendent. Cette investigation n'est pas sans présenter certaines difficultés, et, le plus souvent, il vous faudra faire appel à toutes vos connaissances pour remonter des phénomènes à leur véritable origine.

Quand il vous arrive de vous heurter le côté interne du coude contre un corps dur, le coin d'une table par exemple, vous éprouvez aussitôt une sensation particulière de picotement, non pas là où le coup a porté, mais bien dans le point où se termine le nerf cubital qui a été froissé, à savoir dans le côté interne de la main et dans le petit doigt. De même, s'il se fait pendant quelques minutes, une compression accidentelle sur le trajet du nerf poplité ou du sciatique, il se produira dans le pied un picotement semblable qui a donné naissance à la locution de « pied endormi » et qui persiste quelque temps après que la compression a cessé.

Ainsi donc, la première question que vous vous poserez dans des cas de ce genre, sera de savoir s'il y a une cause d'irritation quelconque sur un point du trajet du nerf, et si cette cause est suffisante pour rendre compte des phénomènes observés dans la région où se rendent les filets terminaux de ce nerf.

Il entra à l'hôpital Saint-Georges, en 1808, un homme qui se plaignait d'une très grande douleur au côté interne du genou.

On examina l'articulation avec soin, mais on ne put y trouver le moindre signe d'une affection quelconque : à la cuisse, il y avait un anévrysme de l'artère fémorale de la grosseur d'une petite orange ; le malade ne s'en était pas aperçu et disait qu'il serait parfaitement bien portant sans la douleur du genou. Aussi eût-on quelque peine à lui expliquer sa maladie et à lui faire comprendre la cause de son mal. Peu de temps après, Sir Everard Home appliqua une ligature sur l'artère fémorale, à la partie supérieure de la cuisse : aussitôt qu'on eût serré le fil, la tumeur cessa de battre et la douleur du genou disparut ; il survint quelque complication et le malade mourut quatre ou cinq jours après l'opération. A l'autopsie, on constata que l'anévrysme était réduit à la moitié de son volume primitif ; quelques branches antérieures du nerf crural, qui passaient au-devant de la tumeur et qui avaient dû être comprimées, se rendaient à cette partie interne du genou où s'était localisée la douleur, et on eut ainsi une explication satisfaisante des symptômes présentés par le malade.

En 1816, un monsieur se plaignit à moi d'une douleur dans la jambe gauche : cette douleur siégeait sur le trajet du nerf péronier et s'étendait depuis le genou jusqu'au pied. Peu à peu, les souffrances étaient devenues intenses et avaient envahi une surface plus étendue ; le membre ne présentait d'ailleurs aucune apparence morbide. Le malade avait consulté divers chirurgiens et l'affection avait été traitée de névralgie ; on ne pouvait cependant en découvrir la cause et tous les remèdes préconisés n'y faisaient rien.

Après l'avoir perdu de vue pendant un temps assez considérable, je fus mandé de nouveau près de lui vers l'année 1824. Il mourait d'une ascite avec œdème des membres inférieurs. En examinant l'abdomen et en refoulant le liquide, on constatait la présence d'une tumeur solide et volumineuse, adhérant au côté gauche des vertèbres lombaires et descendant dans le bassin. Il était évident que cette tumeur devait comprimer l'origine du nerf sciatique ; et elle donnait ainsi une explication suffisante de la douleur qui s'était localisée pendant de si longues années dans les branches de ce nerf.

Un cas analogue a été rapporté par le Dr Denmark, dans un des volumes des « *Medico-chirurgical Transactions* ». Un marin fut atteint au bras par une balle de fusil ; la plaie guérit facilement, mais le malade se plaignait d'une douleur très grande qui commençait au bout du pouce et des doigts, sauf le petit doigt, et s'étendait dans toute l'étendue de l'avant-bras. La douleur était telle qu'il accepta volontiers l'amputation du membre : l'opération le délivra entièrement de ses souffrances. En disséquant le membre amputé, on trouva enfoui dans les fibres du médian, un petit morceau de plomb qui semblait avoir dû être détaché de la balle au moment où celle-ci frappa contre l'os.

Ainsi donc, dans les deux cas que nous venons de citer, on trouva la cause de l'irritation dans le tronc du nerf qui se distribuait à la partie douloureuse. Des effets absolument semblables peuvent se montrer, quand la lésion siège dans cette partie du système nerveux où le nerf prend naissance, c'est-à-dire dans le cerveau ou la moelle. C'est ainsi que la carie des vertèbres dorsales, en irritant la moelle, produit des douleurs et des spasmes musculaires dans les membres inférieurs ; et la même affection, quand elle s'attaque aux vertèbres cervicales supérieures, produit les mêmes symptômes dans les membres supérieurs.

Un monsieur se plaignait de grandes douleurs dans l'abdomen, d'un seul côté ; après avoir siégé quelque temps dans un même point, elles se montrèrent ailleurs. On ne pouvait découvrir aucune affection dans la région malade et on regarda les douleurs comme de nature névralgique. On remarqua, à la même époque, que son pouvoir d'articuler était affecté et qu'il parlait d'une façon indistincte et en traînant ses phrases. Ces symptômes semblaient indiquer l'existence d'une lésion du cerveau, ce qui, d'ailleurs, fut bientôt confirmé par la présence d'accès épileptiformes qui persistèrent jusqu'à la mort du malade.

Si je rappelle ce cas, ce n'est pas tant parce qu'il est remarquable ou parce qu'il semble étrange; mais, parce que je crois qu'un fait isolé s'imposera bien plus à vos esprits qu'une remarque générale. C'est qu'en effet, rien n'est plus commun dans la pratique que le fait suivant : le malade qui nous consulte est atteint d'une affection cérébrale, mais un symptôme particulier, se montrant dans une région quelconque du corps, est tellement prédominant, à cause de la douleur, qu'il regarde ce symptôme comme le point de départ de sa maladie. Ce n'est qu'après un examen complet et consciencieux, que vous serez à même de découvrir les autres signes, qui serviront à affirmer la véritable nature de la maladie.

Dans la plupart des cas, la cause irritante semble toujours agir sur le même point du sensorium, aussi les expressions locales qui la traduisent au dehors sont peu variables : parfois, elle n'a pas de siège fixe ; elle peut affecter d'abord une partie du cerveau qui préside à une certaine fonction, puis une autre dont la fonction est entièrement distincte : dans ce cas, les symptômes varient en conséquence.

Un monsieur souffrait d'une douleur très vive qu'il localisait dans le côté gauche de la face ; les médecins qu'il alla consulter portèrent le diagnostic : tic douloureux. Puis, il fut pris subitement d'une douleur dans le mollet gauche, et cette douleur présentait absolument les mêmes caractères que celle dont il souffrait à la face. Cette dernière ne disparut pas entièrement quand survint la douleur dans la jambe, mais se calma au point d'être très supportable. Au bout de quelques jours, la douleur quitta la jambe et revint à la face aussi vive qu'auparavant.

Une dame fut atteinte d'un spasme du muscle sterno-cléïdo-mastoïdien, produisant l'affection connue sous le nom de torticolis spasmodique. Ce symptôme persista sans amélioration pendant un an, puis disparut subitement ; mais aussitôt, la malade tomba dans un état de dépression mentale voisin de la folie, et elle resta ainsi pendant toute une deuxième année.

Au bout de ce temps, il y eut amélioration dans son état mental, et le spasme se montra de nouveau dans le muscle et y persista jusqu'au moment où elle vint me consulter deux ou trois ans plus tard. Une autre fois, j'eus l'occasion de voir une dame, chez laquelle la folie alternait avec une affection névralgique de la moelle.

Quand un calcul passe dans l'uretère, il occasionne souvent une grande douleur dans le testicule du même côté. L'explication la plus plausible de cette douleur sympathique est la suivante : parmi les nerfs du testicule, plusieurs naissent du plexus rénal, lequel envoie aussi plusieurs filets aux reins ; la cause irritante, le calcul, agit d'abord sur les filets rénaux qui transmettent son action au plexus rénal, et, de là, elle est, pour ainsi dire, réfléchie dans les nerfs du testicule.

C'est d'après les mêmes principes qu'on peut expliquer les symptômes observés dans le cas suivant : Un monsieur était atteint d'une affection scrofuleuse de la hanche, avec carie et suppuration de l'articulation. Outre les symptômes ordinaires de cette affection, on constatait que le moindre mouvement imprimé à la cuisse amenait un accès de douleur atroce, accompagné de contracture spasmodique des muscles de la région, le membre était projeté d'une façon remarquable pendant plusieurs minutes, et la volonté du malade n'avait aucun pouvoir sur ces mouvements extraordinaires. Au bout de quelque temps, il se montra une tumeur à la partie antérieure du membre : elle soulevait l'artère fémorale dont les battements étaient visibles.

Outre son affection articulaire, le malade avait des tubercules scrofuleux et des abcès du poumon (cavernes tuberculeuses?). Il succomba à ces lésions pulmonaires au moment où les accès de spasme s'étaient amendés. Comme l'occasion m'était offerte de faire l'autopsie, je ne manquai pas d'examiner avec le plus grand soin la hanche malade et les parties voisines. Les os étaient ramollis au point de se laisser facilement couper avec un scalpel, les ostéoplastes renfermaient un caséum jaunâtre, et les cartilages avaient été détruits par ulcération. La tumeur était constituée par un abcès, situé au milieu des muscles de la cuisse, à la partie antérieure du membre et communiquant avec l'articulation.

Deux ganglions lymphatiques, ayant les dimensions de grosses noix, étaient sous la peau à la partie antérieure de la cuisse, au-dessous de l'extrémité externe du ligament crural. Il se trouva qu'une branche assez considérable des nerfs lombaires était située juste au-devant de ces ganglions malades, ce qui les maintenait tendus absolument comme les cordes d'un violon. Ces nerfs avaient la même origine que ceux qui se rendaient aux muscles de la partie antérieure et interne de la cuisse, et les conditions anatomiques particulières dans lesquelles ils se trouvaient, semblaient donner une explication suffisante des symptômes accusés par le malade. D'ailleurs, l'observation ne perd rien de sa valeur, si même il vous plait de rapporter les symptômes de compression à l'abcès; car l'abcès comprimait bien certains filets nerveux, quoique l'action convulsive des muscles s'étendit à toute la région.

Dans tous ces cas où les nerfs affectés ont une commune origine, il est facile de supposer que l'impression produite sur l'un d'eux se communique aux régions desservies par l'autre. Une impression produite sur un point quelconque du corps occasionnera souvent une affection nerveuse à une distance qui peut être plus ou moins grande du siége primitif du mal ; et précisément dans un point tel, que l'explication que nous venons de donner n'est plus admissible : une affection du foie produit une douleur dans l'épaule gauche; une affection du cœur, une douleur dans le dos.

Un monsieur s'éveilla au milieu de la nuit, avec une douleur très vive dans un pied; en même temps, d'autres symptômes qu'il connaissait pour les avoir éprouvés souvent lui indiquaient une surcharge stomacale acide. Pour soulager ces derniers symptômes, il avala une forte dose d'un médicament alcalin ; aussitôt la douleur du pied disparut.

Le Dr Wollaston avait l'habitude de raconter l'histoire suivante. Il lui arriva un jour de manger de la crême glacée à la fin d'un dîner, son estomac sembla se refuser à la digérer, et, quand il se leva de table pour aller au salon, il s'aperçut qu'une forte douleur dans une cheville le forçait à boiter. Tout à coup il eut quelques nausées, il rejeta la crême glacée et la douleur du pied disparut instantanément.

Un monsieur me consulta pour une douleur siégeant dans le cou-de-pied et qui était assez vive pour le faire boiter : il n'y avait ni gonflement, ni aucun signe d'inflammation autre que la douleur ; je prescrivis quelques remèdes qui d'ailleurs n'eurent aucun effet. Un matin, il vint me voir souffrant toujours de sa douleur au pied et boitant tellement, qu'il ne pouvait descendre de sa voiture pour traverser le trottoir, sans le secours d'un domestique. Mais, cette fois, il se plaignait d'autre chose ; il éprouvait une certaine difficulté à uriner et avait un écoulement de pus par l'urèthre.

Il avait souffert d'un rétrécissement du canal depuis de longues années, et s'était servi de bougies à diverses reprises. Dans ces derniers temps, le rétrécissement s'était accentué, mais il s'était bien gardé d'en parler, croyant qu'il valait mieux se faire soigner de la douleur au pied, avant de commencer à traiter le rétrécissement. J'introduisis une bougie et pénétrai dans la vessie : aussitôt la douleur du pied diminua, et, en moins d'un quart d'heure, il me quitta libre de toute souffrance, et pouvant marcher sans la moindre difficulté. Ceci se passait il y a quelques années ; j'ai vu le malade depuis, à divers intervalles, et d'après une observation très minutieuse de tous les phénomènes qu'il présenta, nous demeurons convaincus, lui et moi, que la douleur qu'il éprouvait dans le pied se rattachait à son affection uréthrale, et que la seule chose qui l'ait soulagé a été l'introduction de la bougie.

Une dame me consulta un jour, pour une douleur dont elle souffrait depuis quelque temps, et qui commençait dans la cheville gauche pour s'étendre de là le long du cou-de-pied, vers le petit orteil et jusque dans la plante du pied. Cette douleur était très vive ; il n'y avait ni gonflement, ni rougeur de la peau ; mais le pied était très sensible. Elle avait aussi des hémorrhoïdes internes qui procidaient quand elle allait à la selle ; de temps à autre, il se faisait par ces hémorrhoïdes des hémorrhagies plus ou moins considérables. En questionnant davantage la malade, j'appris que son pied ne la faisait pas souffrir le matin, et que la douleur la prenait aussitôt que la première évacuation de l'intestin amenait la sortie de la tumeur hémorrhoïdaire ; que cette douleur se montrait surtout quand le bol fécal était dur, et que, si elle laissait passer un jour sans aller à la selle, le pied n'était pas douloureux. Prenant en considération l'ensemble des symptômes, je prescrivis un lavement froid quotidien et lui fis prendre trois fois par jour la pâte de Waste (*confectio piperis composita*), et un purgatif léger au moment du coucher. Elle revint me voir après avoir suivi mon traitement pendant six semaines ; les hémorrhoïdes avaient cessé de saigner et n'occasionnaient d'ailleurs presque plus de gêne : la douleur du pied avait complètement disparu. La malade avait remarqué, d'ailleurs, qu'à mesure que les symptômes hémorrhoïdaires s'étaient amendés, la douleur du pied avait diminué également.

Vous voyez qu'il n'y a ici aucune relation entre les nerfs des deux parties malades, et vous vous demanderez, naturellement, comment on peut expliquer cette douleur sympathique. Je vous répondrai que c'est très probablement dans le cerveau que réside le lien que vous cherchez ; l'impression est d'abord transmise au sensorium, et. de là, est réfléchie vers les nerfs de la partie secondairement affectée.

Si vous faites des coupes du cerveau d'après la méthode de Reil, après l'avoir d'abord fait durcir dans l'alcool, vous constaterez que la substance nerveuse se résout en fibres qui suivent des directions variables, et on peut démontrer que plusieurs de ces fibres servent à rattacher entre elles des circonvolutions très éloignées les unes des autres. Et si, avec le peu de connaissances que nous possédons sur ce point obscur, nous nous risquions à émettre une hypothèse un peu hasardée, nous serons tout naturellement conduits à supposer qu'une impression faite sur un point quelconque du corps, pourra, par l'entremise de ces fibres communicantes, produire un désordre de sensibilité dans une autre région.

Il n'est pas plus absurde d'admettre cette hypothèse que de supposer que l'ensemble du système nerveux puisse sympathiser avec une affection d'un seul nerf, comme cela a lieu dans le tétanos traumatique, par exemple.

Je veux rappeler ici un cas remarquable que j'eus l'occasion d'observer.

Un officier reçut une balle de fusil dans la jambe : la plaie se cicatrisa, mais la balle resta située profondément dans les tissus; on ne pouvait la sentir par la palpation, et elle ne causait aucune gêne au malade. Au bout d'un certain temps, la balle changea de position et devint sensible au toucher ; mais, depuis qu'elle avait changé de place, étaient survenus des symptômes nouveaux. Il y avait des secousses convulsives dans les muscles du membre, survenant d'une façon irrégulière, et suivies quelquefois d'accès de convulsions générales comme dans l'épilepsie. A cette époque, d'après ce que racontait le malade, la balle aurait pu être extraite facilement ; malheureusement, on négligea cette occasion, et bientôt le corps étranger changea de place de nouveau. Il reprit probablement la position qu'il avait occupée tout d'abord ; quoi qu'il en soit, les spasmes musculaires disparurent, et il n'y eut plus d'accès épileptiformes. Je crois qu'il faut admettre que ces derniers symptômes étaient dus à ce que la balle, en changeant de place, était venue presser quelque filament nerveux et produire une excitation qui se transmettait au cerveau.

Les affections nerveuses locales peuvent se montrer dans des conditions tellement variables, et peuvent naître de causes tellement diverses, qu'il ne faudra pas vous étonner de les voir revêtir des caractères très variés.

Aussi, est-il impossible de vous en donner autre chose

qu'une idée générale ; votre expérience personnelle vous permettra de suppléer aux lacunes de la description que je viens de vous donner.

Un point remarquable est que ces affections se présentent sous forme de douleurs névralgiques ou de spasmes musculaires, et qu'elles paraissent cesser pendant le sommeil.

Un malade, souffrant de tic douloureux pourra, pendant quelque temps, être privé de sommeil, mais, une fois qu'il sera parvenu à s'endormir, son sommeil durera très probablement pendant plusieurs heures. De même, un autre malade affecté de torticolis spasmodique du cou, sera délivré de son mal tout le temps que durera le sommeil. Je ne veux pas affirmer qu'il n'y ait aucune exception à cette règle, mais, à mon avis, ces exceptions sont fort rares. Même pendant les heures de veille, les souffrances du malade sont rarement constantes. Les douleurs sont intermittentes, elles se montrent par paroxysmes, puis, ou bien disparaissent entièrement, ou bien s'amendent beaucoup. La durée de ces intermittences varie de quelques minutes à plusieurs heures et même plusieurs jours. Le malade dit alors que les douleurs viennent par spasmes, et même quelques médecins emploient le même langage. Cependant, le mot spasme est impropre.

Spasme signifie contraction, et son emploi doit être restreint aux contractions musculaires involontaires. L'appliquer aux douleurs nerveuses et aux contractions musculaires, c'est confondre des symptômes qui, bien que produits par la même cause, sont essentiellements différents.

Même quand il n'y a pas de véritables intermittences, l'intensité des symptômes varie à divers moments, selon l'état général, la disposition d'esprit et diverses autres circonstances.

Les douleurs nerveuses varient non seulement en intensité, mais aussi dans leur nature. Parfois elles sont sourdes, ou bien vives, aiguës, lancinantes. Un malade qui ne souffrait d'aucun autre symptôme, perdit le sens du toucher dans toute l'étendue d'un bras, tout le membre devint engourdi, et, au lieu des sensations naturelles, il éprouvait une sensation de chaleur et de cuisson, revenant à des intervalles réguliers. Il est facile de distinguer ces douleurs névralgiques des douleurs produites par une inflammation : on les reconnaît à l'absence de battements et de tuméfaction des parties molles, à l'indifférence de la douleur à la pression.

De même qu'un événement très ordinaire peut être une source d'ennuis considérables pour un esprit chagrin, de même des nerfs qui ont été tenus pendant un certain temps dans un état d'irritation transmettront au cerveau toutes les impressions qu'ils recevront, avec un excès de douleur, en d'autres termes, la région malade sera sensible. Il y a plus : à cette sensibilité peut succéder une vascularisation exagérée, un léger gonflement, en un mot, une véritable inflammation. Je ne veux pas affirmer qu'il se fera une inflammation véritable se terminant par suppuration, formation d'abcès et ulcération; ce ne sera qu'un processus inflammatoire léger, mais s'accompagnant néanmoins des symptômes ordinaires. J'ai vu un testicule augmenter considérablement de volume, et devenir sensible chez un malade qui avait éprouvé de fortes douleurs dans cet organe, consécutivement au passage d'un calcul à travers l'urèthre. Je me rappelle également une personne qui avait souffert pendant longtemps d'une affection que l'on avait considérée comme un tic douloureux de la face ; dans les premiers temps, la région où siégeait la douleur garda son apparence normale, mais devint dans la suite, grâce à une effusion de sérum dans le tissu cellulaire, le siège d'un gonflement marqué et d'une sensibilité très vive, au point de ne pouvoir supporter le moindre attouchement.

J'ai dit que les douleurs nerveuses sont sujettes à des intermittences irrégulières. Mais, quelquefois, ces intermittences se présentent dans un certain ordre et on observe une certaine périodicité dans le retour de la douleur, comme dans la fièvre intermittente. Les deux affections sont d'ailleurs sous la dépendance d'une même cause générale puisque la quinine ou l'arsenic, qui guérissent la fièvre intermittente, guérissent aussi la douleur intermittente. Nous voyons donc qu'au point de vue de la pratique, on peut déduire un enseignement très utile du caractère de la douleur. Dans d'autres cas, la nature de la douleur ne nous apprend que peu de chose, relativement à l'origine de l'affection ou au traitement qu'il convient d'instituer.

Je veux maintenant montrer que la nature de la douleur dépend probablement autant de la structure anatomique de la région qui en est le siège, que de la cause qui la produit. Sir Henry Halfort a montré que le tic douloureux de la face est dû à l'irritation que produit sur un nerf une portion d'os nécrosé ou carié, et je ne doute pas qu'il en soit ainsi quelquefois. Il m'est arrivé une fois, et peut-être deux fois, d'avoir la confirmation de cette opinion. Mais je suis obligé de reconnaître que cette irritation peut aussi être due à d'autres causes. Dans un cas où je fus appelé avec M. Green et M. Freeman, l'existence d'accès épileptiformes avec ptosis d'une paupière et quelques autres symptômes nous firent attribuer la douleur de la face à l'existence d'une affection cérébrale ; le malade mourut et l'autopsie confirma en tous points notre diagnostic.

D'autres fois, cela paraît tenir tout simplement à un certain désordre des fonctions digestives. Mais il ne me semble pas, que, dans ces cas divers, il y ait de différences essentielles dans les symptômes et qu'il nous soit possible, à ne juger que par la nature de la douleur, d'affirmer qu'elle est due à telle ou telle cause ou que sa guérison dépend de tel ou tel remède.

Il n'y a pas de région du corps qui ne puisse, à un moment donné, devenir le siège de ces douleurs nerveuses, mais il paraîtrait que certaines régions y seraient plus prédisposées que d'autres. On les rencontre moins souvent dans les viscères qui sont sous la dépendance du nerf grand sympathique. Les douleurs nerveuses sont plus fortes et peut-être plus communes dans les régions desservies par la 5e paire, à savoir : la face, l'œil, la langue.

Les spasmes musculaires se rencontrent surtout dans les muscles du cou, et particulièrement dans le sterno-cléïdo-mastoïdien. Je suis porté à croire aussi qu'on les rencontre plus souvent dans le membre supérieur que dans l'inférieur. Il n'est pas rare de voir une main et un bras affectés d'un tremblement continu, permanent, sans qu'il y ait d'autres manifestations morbides. J'ai souvent vu un spasme musculaire du membre supérieur survenir de la façon suivante. Le malade ne souffre aucunement de son membre jusqu'à ce qu'il veuille s'en servir, pour écrire, par exemple. C'est alors, qu'après avoir tracé quelques lettres, certains muscles agissent involontairement et lancent la main dans une direction contraire au mouvement que voulait exécuter le malade, de sorte qu'au lieu de pouvoir achever le mot qu'il a commencé, la plume fait une longue raie sur le papier.

Je fus un jour consulté par une dame, qui se plaignait de douleurs dans la tête, et qui présentait une déviation latérale de la bouche : on croyait à une paralysie des muscles d'un côté de la face. Mais je constatai immédiatement l'existence de mouvements spasmodiques continus dans la joue et les paupières, du côté vers lequel s'était faite la déviation de la bouche ; et, en faisant un examen plus minutieux, j'acquis la conviction que cette déviation était due, non pas à la paralysie des muscles du côté opposé, mais à l'état spasmodique des muscles du même côté.

C'était absolument ce qu'on observe dans les cas de torticolis spasmodique, avec cette différence naturellement que c'était un autre groupe de muscles qui étaient atteints, à savoir ceux qui étaient innervés par le nerf facial, ou la portion dure de la 7e paire.

On pourrait presque affirmer que, de tous les muscles du corps, ceux du pharynx et de l'œsophage sont ceux dont l'action est le plus facilement troublée à la suite d'affections nerveuses.

Dans plusieurs des cas confondus sous le nom de rétrécissement de l'œsophage, il s'agit d'une affection spasmodique ou paralytique et dès lors, ce n'est pas à l'introduction de bougies dans l'organe qu'il faut demander la guérison.

Une dame vint me consulter, pour des symptômes qu'on attribuait à un rétrécissement de l'œsophage. Elle ne pouvait avaler la plus petite parcelle d'aliments solides, de sorte qu'elle devait se nourrir exclusivement de liquides, qu'elle n'avalait pas non plus sans de grandes difficultés. Ces symptômes avaient mis environ trois ans à se développer. J'introduisis dans l'œsophage une bougie de grosse dimension : elle passa jusque dans l'estomac sans rencontrer le moindre obstacle. D'après cette exploration et l'interrogatoire de la malade, je fus amené à conclure que la dysphagie était symptomatique d'une autre affection. La face était pâle, comme si la malade avait eu de nombreuses hémorrhagies et les pieds étaient un peu œdématiés. J'appris qu'elle avait souffert pendant longtemps d'hémorrhoïdes internes et qu'elle avait, à plusieurs reprises, perdu une assez grande quantité de sang. C'est donc vers cette dernière affection que je portai toute mon attention, et je prescrivis un lavement froid tous les matins ; je donnai en même temps du sulfate de fer et du sulfate de quinine, à prendre trois fois par jour. Au bout de trois semaines de ce traitement, les hémorrhoïdes avaient beaucoup diminué, elles ne procidaient plus et il n'y avait plus eu d'hémorrhagie ; les couleurs étaient un peu revenues et la malade avait moins de mal à avaler. Au bout de six autres semaines, les hémorrhoïdes avaient presque disparu ; il n'y avait plus eu de pertes de sang, et la santé générale était beaucoup améliorée. La déglutition se faisait si bien, que je n'hésitai pas à prescrire à ma malade trois bols de Word, à prendre dans la journée, pour la guérir de l'affection hémorrhoïdale.

L'histoire pathologique de ces affections nerveuses locales est un sujet d'études des plus intéressants, mais elle se recommande à votre attention par un autre côté. Votre malade veut être guéri, il ne vient vous consulter que pour cela. Vous pouvez entamer la liste des remèdes qu'on désigne sous les noms d'anti-névralgiques, d'anti-spasmodiques, et prescrire par exemple : d'abord, du carbonate de fer, puis, de l'extrait de belladone, puis, autre chose encore dans l'espoir de tomber enfin sur le remède approprié ; mais vous arriverez à des résultats peu satisfaisants, si vous adoptez cette méthode empirique.

Si vous voulez guérir votre malade, il faut étudier la pathologie de chaque cas qui se présente à vous ; il faut vous efforcer de remonter des symptômes à leur véritable cause ; si vous y parvenez, vous arriverez en même temps, le plus souvent, à trouver le véritable remède ; et, là où l'affection est incurable, vous poserez au moins un diagnostic raisonné : vous éviterez de fatiguer votre malade avec des médicaments inutiles, et, au moins, vous aurez la satisfaction de savoir que personne ne pourra faire plus que vous ne ferez.

Ne croyez pas que, dans ces cas dont nous parlons, vous arriverez jamais à une amélioration durable en appliquant des remèdes quelconques sur la partie douloureuse, alors que la cause de la douleur siège ailleurs ; et votre plus grande préoccupation, au point de vue du traitement, doit être d'éviter de prendre les symptômes pour la maladie. Un malade vient vous trouver pour une douleur du testicule, mais l'organe paraît être parfaitement normal et ne présente aucun signe d'inflammation : vous poussez plus loin l'interrogatoire, et vous apprenez que la douleur n'est pas constante, qu'elle survient surtout après un violent exercice, qu'elle se calme quand le malade est dans la position horizontale.

Examinez la région de l'aine après que votre malade aura fait une longue course, et vous trouverez peut-être une pointe de hernie. Vous faites porter un bandage, et vous guérissez la douleur du testicule.

Si vous vous étiez contenté d'un examen superficiel et que vous eussiez fait appliquer des sangsues et des compresses sur le testicule, vous auriez tout au moins fatigué inutilement votre malade.

Une autre personne vient vous trouver pour un torticolis spasmodique. Si, du premier abord, vous supposez que la maladie doit siéger là où se montre le symptôme et que vous divisiez le tendon du sterno-cléïdo-mastoïdien, qu'en résultera-t-il ? C'est que votre opération n'aura servi à rien ; en effet, la cicatrisation n'aura pas le temps de se faire, que le tendon sectionné contractera des adhérences avec les tissus voisins et la contracture secondaire, ainsi que la déviation du cou, sera aussi marquée qu'auparavant. Je veux vous raconter l'histoire d'un malade qui, faute d'un examen sérieux de la part du chirurgien, eut à subir inutilement une opération douloureuse.

Un marin reçut une grave blessure dans le mollet ; il s'agissait, je crois, d'une balle de fusil. La plaie guérit, mais au bout d'un temps assez long ; et le malade conserva une jambe contracturée, en même temps qu'une douleur atroce dans le pied. Longtemps après, comme les choses en étaient toujours au même point et que tous les remèdes ne lui avaient valu aucun soulagement, le pauvre homme voulut qu'on lui amputât le pied. Le chirurgien qui le soignait fit donc l'amputation. Malheureusement, il la fit au-dessous du siège de la lésion; je n'ai pas besoin de vous dire que la douleur persista aussi forte que par le passé, et le malade ne fut soulagé qu'après avoir subi une deuxième amputation plus haut.

J'aime à croire que peu d'entre vous se rendront coupables d'une faute aussi grossière que celle-là, mais il arrive souvent, ainsi que je vous l'ai déjà dit, que le diagnostic est vraiment difficile, et ce ne sera qu'à la condition de faire un examen minutieux et de mettre en œuvre tout votre jugement, que vous arriverez à déterminer le siège et la nature de l'affection primitive. Il faut tenir compte, non seulement des accidents actuels, mais aussi des antécédents pathologiques, et votre observation, loin de se limiter aux quelques symptômes dont le malade se plaint, doit envisager successivement toutes les fonctions de l'organisme ; quand les renseignements seront insuffisants, il faudra vous contenter d'attendre et de surveiller la marche de la maladie et les effets des remèdes que vous avez prescrits.

Si l'affection primitive agit directement sur les nerfs de la région malade, pour produire soit de la douleur, soit des contractures spasmodiques ou de la paralysie, il faut considérer d'abord jusqu'à quel point vous pouvez agir au moyen de remèdes locaux. Si un nerf est comprimé par une tumeur, ou s'il est irrité par un corps étranger quelconque, tel qu'une balle de fusil, un morceau d'os nécrosé, peut-être y aura-t-il moyen de débarrasser le malade de cette cause d'irritation, par une opération chirurgicale.

Si toute opération est impossible ou si le nerf est intéressé dans sa structure, il s'agira alors de décider s'il vaut mieux amputer le membre ou sectionner le nerf. Ce n'est que dans ces cas-là qu'on peut espérer tirer bénéfice de la section d'un nerf. Dans les cas ordinaires de névralgie, où l'affection primitive siège dans le cerveau ou dans quelque région éloignée du corps, ou dépend d'une modification de l'état général, il est évident qu'il ne s'agit pas d'opération, et même l'on ne doit pas s'étonner que dans les cas où on y a recours on n'en tire aucun bénéfice. Quand vous ne pourrez rien faire de mieux et qu'il faut renoncer à une guérison, un traitement palliatif peut rendre des services et vous pouvez tâcher d'adoucir les souffrances du malade, par l'emploi des bains de vapeur, l'application d'opium ou, ce qui est encore meilleur, l'emplâtre belladoné.

Dans les autres cas, le succès de votre traitement dépendra : 1° de la possibilité de découvrir le siège primitif du mal ; 2° de l'action plus ou moins grande des médicaments sur l'affection. En vous reportant à ce que j'ai dit au commencement de cette leçon, vous pouvez voir que j'ai déjà insisté sur ce point ; je ne veux donc pas faire de redites inutiles. Néanmoins, il y a quelques points à propos desquels je crois de mon devoir d'ajouter quelques remarques.

La membrane muqueuse de l'estomac et de l'intestin présente une surface très étendue, à laquelle viennent se distribuer un grand nombre de filaments nerveux ; il s'établit ainsi une sympathie très marquée entre ces organes et le reste du système.

Cette muqueuse est exposée à de nombreuses causes d'irritation, et on peut souvent trouver là l'explication de troubles nerveux, qui se montrent même dans des parties éloignées du corps. C'est ce qui explique comment ces affections nerveuses peuvent se guérir par un régime sévère et bien suivi, par l'emploi de purgatifs ou de médicaments appelés altérants, et d'autres qui ont pour but de rémédier aux désordres sécrétoires de l'estomac et du foie.

Dans beaucoup de cas, les douleurs nerveuses sont manifestement sous la dépendance de la goutte ; le colchique et autres substances aideront à la guérison.

J'ai déjà fait mention de ces cas où des douleurs de nature diverse surviennent d'une façon intermittente et périodique, présentant ainsi une relation évidente avec la fièvre intermittente. Mon expérience m'a montré que ces douleurs peuvent se montrer dans toutes les parties du corps, et, quand elles surviennent tous les jours ou tous les deux jours, on peut toujours les soulager par l'emploi du sulfate de quinine, ou du cinchona combiné avec de l'arsenic. Mais, on est obligé parfois d'employer ces médicaments à forte dose. Un médecin vint me consulter pour ce qu'il croyait être une affection de la moelle. Il se plaignait de douleurs qu'il localisait dans les vertèbres dorsales inférieures ; elles étaient violentes, au point qu'il pouvait à peine les supporter. En l'interrogeant, j'appris que la douleur le prenait toujours à une certaine heure de la nuit, qu'elle durait un certain temps et que dans l'intervalle il était à peu près sans souffrance.

Je lui fis prendre du sulfate de quinine. Il en prit jusqu'à 15 et 16 grains (1 gr. à 1 gr. 50) par jour, sans obtenir d'amélioration notable ; mais, j'avais tellement confiance dans l'action de ce médicament dans ces cas-là, que je lui recommandai d'augmenter encore la dose. Il prit alors 2 grammes par jour et fut complètement guéri.

Il n'est pas rare que des affections nerveuses, du même genre que celles que nous venons d'examiner, se manifestent d'une toute autre façon. Elles relèvent néanmoins de la même médication. Je n'en finirais pas, si je voulais vous montrer toutes les formes qu'elles peuvent revêtir et sous lesquelles elles se présenteront à vous dans votre pratique quotidienne ; je me contenterai de vous citer les exemples suivants.

Dans une leçon sur les affections des voies urinaires, j'ai rappelé le cas d'un homme qui avait été affecté pendant longtemps d'un rétrécissement de l'urèthre, mais qui n'en souffrait pas beaucoup, grâce à l'introduction répétée de bougies. A la fin, il fut atteint d'une rétention d'urine périodique, qui revenait à la même heure toutes les nuits, elle durait quelques heures, puis disparaissait.

Au moyen du cathétérisme, on arrivait à le soulager momentanément en vidant la vessie ; mais, le spasme persistant, on était obligé d'avoir recours à un deuxième cathétérisme, toutes les fois que la sécrétion urinaire était un peu active. Cet état de choses durait depuis quelque temps, quand je lui prescrivis deux grains (0 gr. 15) de sulfate de fer, à prendre toutes les six heures. L'accès de rétention d'urine ne se montra plus qu'une fois le premier jour de la médication, et disparut ensuite d'une façon définitive.

Une dame d'une soixantaine d'années se plaignait d'une sensation de soif très douloureuse, qui survenait vers dix heures du matin, durait environ cinq heures et revenait tous les jours. L'accès était précédé de légers frissons et, pendant toute sa durée, ni la bouche, ni l'arrière-gorge ne présentaient le moindre degré de sécheresse ; quoique la sensation de soif fût intense, la sécrétion urinaire était normale.

Ces accidents existaient déjà depuis plusieurs semaines ; la malade ne semblait souffrir d'aucun autre symptôme, elle commençait cependant à maigrir et la face était pâle.

Quatre ans auparavant, elle avait eu absolument les mêmes accidents ; ils avaient duré six mois et avaient produit une grande débilitation et un amaigrissement considérable. Je lui prescrivis trois grains de sulfate de quinine (1 gr. 50), à prendre tous les jours en trois fois. Je ne l'ai pas revue, mais quatre jours plus tard, je reçus la lettre suivante : « Madame X..., la dame qui souffrait d'une soif intense, a le plaisir de faire savoir qu'elle va beaucoup mieux et présente à M. Brodie ses meilleurs remercîments pour ses bons conseils. Elle part demain pour la campagne. »

Une dame souffrait d'une névralgie faciale. Son médecin lui prescrivit de la valériane et la douleur disparut ; mais, immédiatement après, elle fut prise de douleurs dans un pied. Cette douleur revenait journellement au commencement de la soirée. Au bout de peu de temps, survint de la rougeur de la peau et de la tuméfaction des parties sous-jacentes, au niveau de la base des orteils.

Ces symptômes inflammatoires augmentaient pendant quelques heures, puis disparaissaient et laissaient le pied dans son état normal, sans la moindre douleur. Quand on vint me consulter, il y avait plusieurs mois que les choses en étaient à ce point, sans grand changement. Je conseillai le sulfate de quinine. Dès le lendemain, l'accès du soir était moins violent ; et, au bout de trois ou quatre jours, tous les accidents avaient disparu.

Il est évident que, dans ce cas, l'inflammation du pied était une conséquence de la névralgie intermittente. Dans l'observation que je vais vous lire, c'est une inflammation de la jambe qui était le symptôme prédominant ; cependant, d'après la ressemblance frappante qui la rapproche du cas précédent, il n'est pas douteux qu'on doive la faire rentrer dans la catégorie des affections nerveuses.

Une dame souffrait d'une inflammation qui occupait toute la jambe, depuis le genou jusqu'aux orteils ; le membre était enflé, douloureux au toucher, la peau rouge. Ces accidents remontaient à plusieurs semaines ; on avait eu recours à la médication ordinaire sans obtenir la moindre amélioration ; cependant, l'inflammation ne s'étendait pas et il n'y avait aucun signe de suppuration. Je finis par remarquer une grande variation dans les symptômes, tantôt la rougeur, la douleur et le gonflement manquaient presqu'entièrement ; tantôt, ils étaient très marqués, et ces variations avaient lieu régulièrement tous les deux jours. On lui fit prendre du sulfate de quinine. L'effet fut immédiat, et, au bout de quelques jours, la guérison était complète.

Dans les cas où l'affection nerveuse locale dépend d'une affection organique du cerveau ou de la moelle, il est évident qu'il n'y a aucun espoir d'obtenir une guérison complète. D'autres accidents nerveux surviennent et se montrent successivement, tels que la défaillance dans la marche, la lenteur de la parole, des accès épileptiques, des troubles intellectuels et enfin une attaque d'apoplexie, comme précurseurs immédiats de la mort. Mais, dans ces cas, il s'écoule des mois et des années avant que la maladie arrive à son terme fatal, et, en attendant, c'est déjà beaucoup que de parvenir à soulager les symptômes locaux. Je dois ajouter que, d'après mon expérience personnelle, quand ces symptômes locaux se présentent sous la forme de spasmes musculaires ou de paralysie, la thérapeutique est souvent impuissante. Les spasmes peuvent disparaître spontanément, mais l'art n'y contribue en rien. Il en est tout autrement des douleurs nerveuses, et, dans ces cas, on peut obtenir d'excellents résultats par des applications locales de belladone, de liniments stimulants mélangés de laudanum et même de vésicatoires ; on fait ainsi disparaître la douleur, soit pendant un certain temps, soit définitivement, quoique l'affection première dont la douleur n'est qu'un symptôme, suive une marche continue.

Il nous reste à étudier une autre grande classe d'affections nerveuses locales. Nous en parlerons dans la prochaine leçon.

DEUXIÈME LEÇON.

Des différentes formes des affections hystériques locales.

Sommaire. — Autres classes d'affections nerveuses locales. — Quelquefois la douleur est localisée à une seule articulation. — Souvent alors c'est une expression locale de l'hystérie. — Comment on doit procéder à l'examen. — Diagnostic différentiel d'avec les affections des os ou des cartilages. — La douleur est rarement limitée à un point ; elle s'étend à tout le membre. — Cet état peut durer des années, avec tuméfaction du membre, mais il ne se forme jamais d'abcès.

Ces cas se présentent surtout chez les malades jeunes, ayant des menstruations irrégulières. — L'articulation est le siège alternatif de chaleur et de froid. — La plupart des malades présentent d'autres phénomènes de nature hystérique. — Influence des causes morales. — Une grande dépense physique amène souvent la guérison.

Etat spasmodique des muscles des membres. — Mouvements convulsifs déterminés par le pincement de la peau. — Ces mouvements peuvent se produire indépendamment de toute excitation. — Sentiment de faiblesse des membres atteints. — Ces symptômes disparaissent d'ordinaire petit à petit. — D'autres fois, ils se dissipent sans cause appréciable. — Exemples. — Ces accidents se présentent également dans le sexe masculin.

Souvent les symptômes s'accusent du côté de la moelle. — Dans ces cas on croit avoir affaire à des ulcérations des disques ou des corps des vertèbres. — Symptômes présentés par les malades. — La douleur n'est pas limitée à un point, elle est étendue et change souvent de place. — L'hyperesthésie morbide réside surtout dans la peau. — S'il y a paralysie, elle diffère entièrement de celle déterminée par une compression de la moelle.

Rétention d'urine de nature hystérique. — Elle guérit naturellement et est retardée si l'on a recours au cathétérisme.

Aphonie hystérique. — Elle survient subitement, persiste quelquefois très longtemps, mais disparaît subitement comme elle est venue.

Le tympanisme est également un symptôme commun chez les hystériques. — Son diagnostic d'avec l'hydropisie ovarienne. — Le tympanisme hystérique est toujours accompagné de constipation.

Affections du sein de nature hystérique. — Il ne faut pas les confondre avec les tumeurs douloureuses du sein.

Dysphagie hystérique.

Les symptômes d'hystérie locale semblent souvent se rattacher à quelque traumatisme accidentel. — Les effets produits par ce traumatisme local, souvent très léger, sont forts variés. — Ils exposent à des erreurs de diagnostic. — Exemples.

Grande variété de symptômes locaux qui peuvent être dus à l'hystérie.

Messieurs,

A l'époque où je me livrais à l'étude des affections articulaires, j'ai rencontré un certain nombre de cas dans lesquels une seule articulation devenait le siège d'une grande douleur, était très sensible au toucher, avec un certain degré de tuméfaction des parties molles; néanmoins, je ne retrouvais pas les autres signes caractéristiques des affections ordinaires de ces organes, ni les suites habituelles, telles que formation d'abcès et destruction d'articulations. Pendant longtemps, je ne sus que penser de ce genre de cas, et ce n'est qu'après la publication de la première édition de mon *Traité des affections articulaires*, que je fus amené, à propos de l'observation suivante, à entrevoir la véritable cause de ces symptômes, qui étaient restés incompris pour moi.

Je fus consulté par une jeune fille, qui se plaignait d'une grande douleur et d'une grande sensibilité dans le genou, sans qu'il y ait eu, au début, le moindre gonflement de l'articulation. Les remèdes que je lui prescrivis n'amenèrent aucun soulagement ; au bout de quelque temps, il survint une légère tuméfaction, qui semblait tenir à une extravasation de sérosité dans le tissu cellulaire sous-cutané. La malade se trouvait dans le même état depuis un temps assez long, quand elle fut prise d'une série de violentes attaques d'hystérie ; le cerveau fut pris à son tour, et elle restait étendue dans un état comateux avec dilatation des pupilles. A cette époque, je la soignais avec le Dr Bavington. Il ne m'appartient pas de dire si la maladie céda au traitement institué ou si elle s'épuisa, mais la malade guérit des attaques d'hystérie, et, depuis ce moment, ne se plaignit plus jamais de son genou.

Peu de temps après, on m'amena une autre jeune fille, souffrant de ce qu'on avait considéré comm une affection scrofuleuse du poignet. La similitude qu» ce cas semblait présenter avec celui dont nous venons de parler m'amena à remodifier le diagnostic; le résultat que j'obtins montra que je n'avais pas tort. Elle aussi fut prise d'une série de violentes attaques d'hystérie, et, quand, au bout de plusieurs jours, elle en fut guérie, l'affection du poignet avait disparu.

Il semble impossible de ne pas admettre que, dans chacun de ces cas, il y ait eu une connexion quelconque entre les symptômes locaux et la maladie générale; je fus confirmé dans cette opinion par un grand nombre d'autres cas, qui se présentèrent à mon observation; quand il existe cet état pathologique particulier qui donne lieu aux phénomènes hystériques, il n'est pas rare qu'une seule articulation devienne le siège de douleur et de sensibilité, au point de faire croire à quelque affection locale sérieuse.

Dans la seconde édition de mon *Traité sur les affections articulaires*, ainsi que dans les suivantes, j'ai parlé de ces expressions locales de l'hystérie.

J'espère que le peu que j'en ai dit a eu son utilité; néanmoins, la question intéressse à un si haut point, aussi bien la science médicale que la pratique de la médecine, que je me trouve amené à compléter ce que j'ai dit sur cette question.

Je puis dire que ce genre de cas est d'observation presque journalière. Cela s'explique facilement; comme le dit Sydenham à propos de l'hystérie: « Feminarum enim paucissimæ ab omni horum adfectuum specie prorsus liberæ sunt, si istas excipias quæ laboribus adsuetæ duram vitam trahunt. » En effet, l'aptitude hystérique est, pour les femmes, une des conséquences les plus fâcheuses d'une civilisation raffinée. C'est parmi celles qui jouissent d'une vie facile, que nous devons chercher les cas de ce genre, et non pas chez celles qui, fidèles au commandement divin: « Mangent leur pain à la sueur de leur front. » Je n'hésite pas à déclarer que, dans les classes élevées de la société, quatre cinquièmes des femmes qui se plaignent d'affections articulaires sont simplement atteintes d'hystérie.

Souvent, c'est à l'articulation de la hanche que siège la douleur et ce n'est que par un examen minutieux qu'on peut, dans ce cas, faire le diagnostic d'avec une affection des os ou des cartilages. Vous rencontrez de la douleur à la hanche et dans le genou, douleur qui est augmentée par la pression et par le mouvement, la malade reste étendue sur un lit ou sur un divan et conservant toujours la même position. Vous vous dites que ce sont là les signes d'une affection de la hanche. Mais, poussez plus loin l'observation : la douleur est rarement limitée à un point, elle s'étend à tout le membre. La malade fait des grimaces et pousse quelquefois des cris si vous exercez une pression sur la hanche ; mais elle le fait aussi si vous pressez sur l'os coxal ou la région lombaire, ou la cuisse, ou même la jambe, jusqu'au niveau des malléoles. Partout, la sensibilité morbide siège dans l'enveloppe cutanée : si vous pincez la peau jusqu'à la soulever des parties sous-jacentes, la malade se plaint plus que si vous poussez fortement la tête du fémur dans la cavité cotyloïde.

La douleur est plus forte quand la malade voit l'examen auquel on la soumet ; si, au contraire, quelque chose vient à la distraire, c'est à peine si elle profère une plainte. Il n'y a pas d'amaigrissement des muscles fessiers qui ont conservé leur forme, et l'état général de la malade ne ressemble en rien à celui qu'on trouve dans les cas de suppuration des os et des cartilages. On ne constate, pendant la nuit, aucun de ces élancements douloureux qui s'accompagnent souvent de cauchemars. La douleur empêche parfois le sommeil, mais une fois endormie, la malade ne se réveille qu'au bout de plusieurs heures ; cet état de choses peut persister pendant des semaines, des mois ou même des années, sans amener la formation d'abcès. On peut craindre quelquefois la formation d'une collection purulente, c'est ce que j'ai constaté très souvent ; mais jamais ces craintes ne sont fondées.

On constate quelquefois une tuméfaction générale de la cuisse et des fesses, qui est due soit à un engorgement vasculaire, soit à une extravasation séreuse dans le tissu cellulaire, mais ce gonflement ne ressemble aucunement à celui qui accompagne un abcès.

Dans quelques cas, très rares, le gonflement est plus circonscrit ; mais, ici non plus, il ne ressemble en rien à celui d'un abcès. On ne perçoit aucune fluctuation et je ne puis trouver de meilleure comparaison que celle d'un bouton d'urticaire qui serait très étendu. Un examen minutieux permettra toujours de distinguer ces gonflements d'un abcès. Il m'est arrivé souvent, pour convaincre mes auditeurs, de faire une ponction capillaire dans ce genre de tuméfaction pour montrer qu'il n'y avait pas de pus.

J'ai dit que, dans ces cas, les muscles fessiers conservaient leur forme et leur épaisseur. Néanmoins, on trouve quelquefois des changements notables dans la configuration de la région, entre autres une projection en arrière du bassin, lequel est, en même temps, élevé du côté malade, de manière à former avec la colonne vertébrale un angle aigu au lieu d'un angle droit. Il est tout naturel qu'alors le membre présente un raccourcissement apparent, et, quand la malade se tient debout, le talon ne touche pas à terre.

On pourrait être tenté de croire à une luxation de la hanche, et, en effet, ce n'est qu'un examen très consciencieux qui permettra d'affirmer que ces déviations ne sont que le résultat de l'action prédominante de certains muscles, et, d'une longue habitude. Quand c'est au genou que siège le mal, la symptomatologie est à peu près la même.

Il y a une grande sensibilité dans l'articulation, mais la malade ne souffre pas plus quand on pince la peau que si l'on presse sur la jointure : la sensibilité s'étend assez loin le long de la cuisse et de la jambe, quelquefois jusqu'au pied. L'exploration chirurgicale la fait bien moins souffrir quand son attention est détournée vers d'autres objets ; la pression sur le talon, qui amène en contact les deux surfaces articulaires du tibia et du fémur, n'éveille aucune douleur, à la condition de maintenir l'articulation immobile. Dans la plupart des cas, la jambe est étendue sur la cuisse, tandis que, dans les cas de lésion véritable du genou, la jambe est un peu fléchie. Les symptômes peuvent persister sans amener de modification organique pendant un temps indéfini.

L'articulation conserve sa forme et sa grosseur pendant des

semaines, des mois, des années : ce n'est que de temps en temps qu'on observe un peu de tuméfaction, surtout à la partie antérieure, au-dessus et de chaque côté du ligament de la rotule. Il ne faut pas confondre cette tuméfaction avec un agrandissement général de l'articulation ; c'est cette erreur qui a été la cause bien souvent de traitements mal appropriés.

Ce que je viens de vous dire suffira pour vous faire reconnaître le même genre de symptômes, lorsqu'ils se présenteront dans une autre articulation. Ce que je vais encore vous dire s'applique également à tous les cas du même genre.

Les malades dont il est question n'ont pas, en général, dépassé de beaucoup l'âge de la puberté. La plupart du temps, on constate chez elles quelque irrégularité dans la menstruation ; il est vrai que, parfois, cette fonction n'est troublée en aucune façon. Celles qui souffrent en général du froid, dont le pouls est petit et qui présentent d'autres indices d'une circulation ralentie, sont plus sujettes que d'autres à ce genre d'affection. Ajoutons, néanmoins, qu'elle peut se rencontrer en même temps qu'un aspect robuste et une chaleur animale parfaitement normale.

Dans quelques cas, l'articulation où se montre la maladie, ou même le membre tout entier, est le siège alternativement de chaleur et de froid.

Par exemple, le matin, le membre sera froid et pâle, ou cyanosé, comme si la circulation s'y faisait à peine, tandis que, vers l'après-midi, il se réchauffera, et, dans la soirée, il présentera une certaine chaleur au toucher, avec turgescence vasculaire et aspect luisant. De là, bien souvent, pour la malade, une cause d'alarme, mais je n'ai jamais vu qu'il en résultât aucune conséquence fâcheuse.

La plupart de ces malades présentent d'autres phénomènes de nature hystérique. Parfois, elles ont eu de véritables attaques qui ont disparu quand sont survenus les symptômes locaux, et qui, par leur retour, les ont débarrassées de ces accidents.

Parfois, on peut faire remonter l'origine de ces symptômes à quelque maladie sérieuse qui a laissé la malade dans un état d'épuisement physique, ou bien encore à quelque cause morale ayant une action dépressive sur la constitution. Aussi, l'action de causes morales et surtout celles qui forcent la malade à une grande dépense physique, amène-t-elle souvent la guérison. Mais, gardons-nous de faire cette déduction exagérée qu'on ne rencontre cette maladie, que chez celles qui sont d'un naturel capricieux. Les jeunes femmes d'une vertu irréprochable et d'une grande intelligence ne sont pas à l'abri de ces affections. Cependant, il faut ajouter qu'il est plus facile d'obtenir une guérison chez celles-là que chez les autres.

Quoique l'on ne rencontre pas ces élancements douloureux qui se montrent dans les affections articulaires organiques, néanmoins, on constate parfois un état spasmodique des muscles du membre. Dans certains cas, le fait de pincer la peau ou simplement de l'effleurer suffit pour amener des mouvements convulsifs du membre. Ces mouvements convulsifs ressemblent assez à ceux qui accompagnent parfois la carie, et, un point digne d'intérêt, c'est qu'ils ne se montrent pas si l'attention de la malade est dirigée vers un autre objet. Je les ai même vus se produire indépendamment de toute excitation. J'ai vu des cas où le membre devenait, à certains moments, le siège d'agitations violentes, au point de faire tomber la malade de son lit. On constate toujours dans le membre un sentiment de faiblesse qui, nécessairement, augmente à mesure que les muscles restent plus longtemps inactifs. A mesure que la douleur et la sensibilité de l'articulation diminuent, ce sentiment de faiblesse augmente jusqu'à devenir le phénomène prédominant. La malade répète alors qu'elle ne souffre pas, mais qu'elle ne peut marcher parce que son membre est trop faible. La faiblesse musculaire n'est pas la seule complication qui vient s'opposer à la guérison, dans ces cas. Les tuniques des petits vaisseaux sanguins semblent participer à la modification anatomique des muscles, et, la première fois que la malade pose le pied à terre, la peau se colore fortement et devient d'un rouge aussi foncé que celui qu'on observe, là où on a appliqué des vésicatoires. Ces symptômes que nous venons d'énumérer surviennent, pour la plupart, petit à petit. Le plus souvent, ils disparaissent de même. Mais, quelquefois, il en est autrement, et ils se dissipent tout à coup sans cause appréciable. En 1834, je fus consulté pour une jeune fille qui souffrait d'une affection hystérique, simulant une maladie de la hanche. Comme elle ne demeurait pas à Londres, je ne pouvais suivre les progrès de la maladie ; mais j'ai reçu dernièrement les détails suivants du Dr Mortimer, chirurgien de l'Haslar Hospital : les phénomènes morbides avaient persisté sans le moindre changement pendant deux ans, quand, une nuit, en se retournant dans son lit, elle dit qu'elle éprouvait une sensation comme si quelque chose cédait dans sa hanche, et, à partir de ce moment, elle fut complètement guérie.

On m'amena une autre jeune fille à Londres, en octobre 1833. On la croyait aussi atteinte d'une affection de la hanche. Après un examen minutieux, je fus convaincu qu'il s'agissait d'un cas d'hystérie et que la hanche n'était pas atteinte. Je lui prescrivis de quitter son lit et de prendre de l'exercice, surtout à cheval. Comme j'avais affaire à une femme intelligente, elle suivit mon avis, quoiqu'elle éprouvât de certaines difficultés dans le début. Au bout d'une année, je reçus de son père les détails suivants : « Conformément à votre recommandation, elle commença à se servir plus souvent de son membre : néanmoins, la douleur et l'impuissance n'ont diminué que depuis six semaines : à cette époque, étant à âne, elle tomba en passant par dessus la tête de l'animal ; tout son poids portant sur la jambe malade : aussitôt, elle éprouva une sensation, comme un déchirement, comme si quelque chose dans l'articulation venait de céder. En même temps, elle éprouva une douleur très aiguë qui, cependant, ne dura que peu de temps. On la remit à âne, et elle put encore faire une course d'environ une lieue. A sa grande surprise, la douleur qu'elle avait éprouvée jusque là avait entièrement disparu ; et n'est jamais revenue depuis. Elle monte et descend les escaliers sans la moindre difficulté, sans douleur ; elle peut faire à pied de longues courses, et, en un mot, se sert d'une jambe aussi librement que de l'autre ; la santé générale s'améliore beaucoup, quoiqu'elle soit encore très faible. Il n'y a pas eu d'attaque d'hystérie depuis l'accident ; en un mot, la guérison est complète. »

Néanmoins, elle ne fut pas permanente. Trois mois plus tard, la maladie revînt avec les mêmes symptômes qu'auparavant. De plus, cette fois-ci, il y avait coïncidence de symptômes hystériques bien marqués. A cette époque, elle voyageait et, depuis, je n'ai plus eu de ses nouvelles.

Jusqu'ici, nous n'avons considéré ces accidents que dans le sexe féminin, mais il ne faudrait pas croire qu'ils soient exclusivement propres à ce sexe. J'ai rencontré plusieurs cas où des hommes ont été atteints de cette même affection ; je n'ai pas besoin d'ajouter que ces cas sont relativement très rares. Je me sers du mot *hystérie*, parce qu'il est passé dans le langage et qu'il y aurait des inconvénients à le changer, mais l'étymologie de ce mot a le grand tort de donner une idée complètement fausse de la pathogénie de la maladie. Ce n'est pas de l'utérus, mais du système nerveux qu'il s'agit, et tous ceux qui ont eu quelqu'expérience soit médicale, soit chirurgicale, reconnaîtront la justesse de cette observation de Sydenham : « *Quinimo non pauci ex iis viris qui vitam degentes solitariam, chartis solent impallescere eodem morbo tentantur.* »

Une forme d'hystérie très fréquente est celle où les symptômes s'accusent du côté de la moelle. Il arrive souvent que, dans ces cas, on croit avoir affaire à des ulcérations des disques intervertébraux ou des corps des vertèbres. C'est là une fâcheuse erreur de diagnostic, dont il m'est arrivé très souvent de constater les funestes effets : j'ai vu condamner au repos et à la position horizontale pendant des années, des jeunes filles que l'on soumettait encore au traitement par les cautères et les sétons alors que le grand air, l'exercice et les passe-temps, les eussent complètement guéries en quelques mois.

Dans ces cas, la malade se plaint de douleur et de sensibilité dans le dos ; il s'y ajoute souvent quelques-uns ou plusieurs des symptômes suivants, ce qui est bien fait pour dérouter le médecin : — Douleurs dans les membres et surtout dans les membres inférieurs ; sensation de constriction de la poitrine ; contractions musculaires involontaires survenant tantôt par un changement de position, tantôt sans cause appréciable ; sensation de faiblesse dans les membres inférieurs au point qu'ils peuvent à peine supporter le poids du corps ; enfin, une véritable paralysie avec difficulté dans la miction. Il faut avouer, qu'au début, quand la malade ne se plaint que de douleur dans le dos, le diagnostic offre de grandes difficultés. Mais cette difficulté disparaît bientôt, au point qu'il ne serait pas pardonnable à un observateur consciencieux de méconnaître la nature véritable de la maladie. En effet, la douleur dans le dos est rarement limitée à un point, mais s'étend dans les diverses régions de la colonne vertébrale et change souvent de place. La sensibilité le long de la colonne vertébrale présente un caractère tout particulier.

L'hyperesthésie morbide réside surtout dans la peau, et la malade témoigne beaucoup plus de douleur quand on ne fait que pincer légèrement la peau, que quand on presse sur les vertèbres mêmes. Le plus souvent, la douleur est plus forte que dans le cas de carie vertébrale, et les contractions musculaires présentent une ressemblance frappante avec celles de la chorée. Dans le cas où il y a de la paralysie ou de la parésie, cette paralysie diffère entièrement de celle qui accompagne une compression de la moelle ou du cerveau ; c'est ici le lieu de faire remarquer que, dans la paralysie hystérique, en général, *ce ne sont pas les muscles qui n'obéissent pas à la volonté, mais c'est la volonté elle-même qui n'entre pas en jeu.* D'autres circonstances peuvent également aider au diagnostic : l'aspect de la malade, son état de santé générale ; son âge, l'état des fonctions utérines, et surtout la circonstance d'autres symptômes de nature hystérique plus communs.

Les malades qui ont le pouls petit, les extrémités généralement froides, sont, toutes choses égales, plus exposées que d'autres à ce genre d'hystérie. D'ailleurs, il me suffira, à ce propos, de vous renvoyer à ce que j'ai dit des affections hystériques pouvant simuler des maladies articulaires.

J'ai vu bien des médecins faire l'application d'une éponge chaude sur la moelle, dans la conviction que si la malade accusait une douleur, c'était une preuve de carie vertébrale. D'après mon expérience, je suis porté à croire qu'une malade atteinte de douleurs dorsales, de nature purement nerveuse, souffrira plus de l'application de l'éponge chaude que ne le ferait une malade ayant une altération organique de la colonne vertébrale. Il faut encore éviter de se laisser induire en erreur par ce symptôme.

Je n'ai encore décrit que quelques-unes des expressions locales de l'hystérie, celles dont la connaissance est nécessaire au chirurgien, pour lui permettre d'exercer son art à son honneur et au bénéfice du malade.

La rétention d'urine de nature hystérique est un accident tellement fréquent qu'il semble superflu d'en donner une description. Ce que nous avons déjà dit d'autres formes de paralysie hystérique peut également bien s'appliquer ici. Ce n'est pas que les muscles soient incapables d'obéir à la volonté, mais c'est la volonté qui ne s'exerce pas. Du moins, les choses se passent ainsi au début : mais si la malade a permis à sa vessie de subir une grande distension, une paralysie véritable pout s'ensuivre, et on ne parviendra à vider l'organe qu'avec la sonde. Dans tous ces cas où la vessie a subi pendant longtemps une grande distension, la muqueuse devient le siège d'une inflammation chronique et donne une sécrétion muqueuse gluante ; des complications même plus sérieuses peuvent survenir. Dans un cas que j'ai rapporté dans mes leçons sur les affections des voies urinaires, il s'agissait d'une rétention d'urine de nature hystérique, longtemps abandonnée à elle-même ; quand on fit le cathétérisme, on retira 40 onces (1200 grammes) d'urine. A l'autopsie, on trouve une vessie énorme, d'une couleur très foncée, presque noire : on ne retrouvait que des vestiges de sa structure normale ; la couche musculaire n'existait presque plus, et la muqueuse présentait l'aspect d'un mince dépôt, que l'on séparait facilement des parties sous-jacentes. La couleur noire ne semblait pas due à la gangrène ; il n'y avait aucune odeur fétide.

Les femmes qui ont de la rétention d'urine de nature hystérique guérissent le plus souvent et assez rapidement, quelquefois subitement, si on les abandonne à elles-mêmes ; si, au contraire, on a recours au cathétérisme, on peut retarder leur guérison indéfiniment. Nous avons le droit de dire, qu'en règle générale, il ne faut pas employer la sonde dans ce genre de cas; et les seules exceptions à la règle sont les cas de distension extrême s'accompagnant de paralysie véritable, et dans lesquels la vessie est menacée de dégénérescence, si on ne la vide pas.

La perte de voix ou *aphonie* hystérique ressemble beaucoup, en tenant compte nécessairement des différences de fonction, à la rétention d'urine de même nature. Elle survient subitement, persiste souvent pendant plusieurs mois, quelquefois pendant une année ou deux, et disparaît aussi subitement qu'elle était venue. Il peut arriver qu'une malade atteinte de ce genre d'aphonie recouvre sa voix naturelle sous l'influence d'une forte émotion morale, alors que, depuis longtemps, elle ne parlait qu'en chuchottant. La guérison peut être permanente ou n'avoir qu'une courte durée. On rencontre parfois cette affection dans le sexe masculin, surtout parmi les membres du clergé, ce qui est dû probablement à la vie sédentaire qu'ils mènent, et aussi à ce qu'ils sont appelés à parler en public sur un ton plus élevé que la voix normale.

Le tympanisme est un symptôme assez commun chez les jeunes femmes hystériques ; et quand il est très développé, il peut faire croire à une hydropisie ovarienne. La plupart des cas de guérison d'hydropisie ovarienne, guéris au moyen de l'iode ou d'autres médicaments, doivent probablement être rattachés à cette cause. Pourtant, le diagnostic entre ces deux affections n'est pas difficile. L'absence de liquide est reconnue par le manque de fluctuation, et, d'autre part, le son qu'on obtient par la percussion indique nettement la cause de la distension. Quand la tumeur est volumineuse, il y a de la douleur abdominale et la respiration est gênée par l'obstacle apporté à l'action du diaphragme. Si la gêne est telle que le médecin prescrive un bain chaud, on constate, dans les cas de distension considérable, ce phénomène remarquable qu'au lieu d'aller au fond du bain, la malade surnage dans l'eau. Si on introduit dans le rectum un tube élastique et qu'on exerce une certaine pression sur l'abdomen, on peut faire passer quelquefois les gaz à travers le tube jusqu'à faire reprendre à l'abdomen ses dimensions normales; au bout de quelques heures, néanmoins, les gaz s'accumulent de nouveau. Une injection stimulante de *confectio rutæ* aura quelquefois le même effet.

Quelques jeunes femmes sont sujettes à une affection du sein, présentant une grande ressemblance avec les affections articulaires de nature hystérique. M. A. Cooper, dans ses notes sur les affections du sein, a relaté plusieurs de ces cas. La malade se plaint d'une douleur siégeant dans le sein, et la moindre pression avec les doigts la fait crier. Parfois, le seul fait de palper l'organe produit des mouvements de tout le corps, ressemblant beaucoup à ceux de la chorée; cependant, si, avec un peu d'adresse, on parvient à détourner complètement l'attention de la malade, non seulement ces mouvements ne se produisent pas, mais c'est à peine si elle accuse de la douleur. Cette hyperesthésie ne se limite pas au sein, elle s'étend dans l'aisselle et le long du bras. On ne perçoit aucune tumeur dans l'organe, mais quand l'affection est de date un peu ancienne, le sein devient plus volumineux, probablement par suite d'une hyperémie secondaire; pourtant, il n'y a pas de rougeur de la peau, plutôt au contraire un peu de pâleur avec un aspect légèrement lisse.

Il ne faut pas confondre ces cas avec ceux de tumeur douloureuse du sein, dont Astley Cooper donne, dans son ouvrage, des exemples illustrés par des planches. Je crois qu'il faut les distinguer aussi de toute espèce de tumeur se montrant dans le sein, chez des femmes qui ne sont aucunement prédisposées à l'hystérie. Dans ces cas dont il est question, la douleur et la sensibilité sont bien moindres que dans le véritable sein hystérique, et l'on constatera presque toujours que la malade a, parmi ses connaissances ou amis, une malheureuse qui a été atteinte de cancer du sein. Aucune autre partie du corps n'est, de la part de la malade, l'objet d'un examen aussi minutieux que le sein, et il sera toujours possible, même dans un organe parfaitement sain de trouver des sensations qui ne s'étaient jamais accusées jusque là ; la crainte permanente se portant sur cet organe peut faire que ces sensations vagues se transforment en une véritable douleur. C'est alors que l'assurance de la part du médecin de l'intégrité complète de l'organe rendra la malade heureuse, et fera disparaître toute douleur ; mais cette assurance n'aura aucun effet dans un cas d'affection hystérique véritable.

Le tympanisme hystérique est toujours accompagné d'une constipation plus ou moins marquée. D'ailleurs, la constipation opiniâtre est très fréquente chez les hystériques, indépendamment du tympanisme; et je connais bon nombre de cas où l'on a cru avoir affaire à un rétrécissement de l'extrémité supérieure du rectum. Le chirurgien se laisse induire en erreur, en croyant qu'un rétrécissement seul peut empêcher une longue sonde de pénétrer dans le rectum; il ne tient pas suffisamment compte des diverses courbes de l'intestin, lesquelles peuvent, même dans un rectum sain, s'opposer à l'introduction d'une sonde un peu longue. L'histoire que raconte la malade tend d'ailleurs également à l'induire en erreur : elle dit qu'elle a bien des envies d'aller à la selle, mais qu'elle ne peut rien faire sortir de ses intestins. Je ne veux pas dire qu'il en soit toujours ainsi, mais j'ai la conviction, qu'en questionnant la malade à diverses reprises, vous arriverez à vous assurer que la constipation hystérique est de même nature que la rétention d'urine liée à la même diathèse. L'effort de la volonté n'intervient que quand les matières fécales sont accumulées en quantité considérable.

La dysphagie hystérique, que l'on confond souvent avec un rétrécissement de l'œsophage, est probablement une affection de même nature : il n'y a pas de spasme véritable, mais un défaut d'action des muscles volontaires qui concourent à la déglutition.

On rencontre parfois, chez des malades entachées d'hystérie, des phénomènes rappelant ceux du tétanos : tantôt c'est du trismus, tantôt de l'opisthotonos. Le cas du Dr Philips, qui a paru dans le 6e volume des *Transactions médico-chirurgicales*, et où il s'agit d'un tétanos guéri par l'injection de térébenthine dans le rectum, rentre certainement dans cette catégorie.

Il arrive très souvent que des symptômes d'hystérie locale semblent se rattacher à quelque traumatisme accidentel, le plus souvent très léger; on est exposé alors à commettre de grandes erreurs et à se tromper entièrement sur la nature du mal.

Ainsi, par exemple, on pratique à une femme une saignée au bras; elle se plaindra peut-être d'une grande douleur sur le moment, mais cette douleur se calme bientôt, la plaie se ferme, et tout se passe comme à l'ordinaire. C'est alors qu'elle se plaint de nouveau, elle accuse une douleur qui s'étend dans l'avant-bras et dans la main, dans le bras et jusque dans l'aisselle, l'épaule, le côté du cou et la moitié correspondante du thorax. Vous examinez la cicatrice, mais vous n'y trouvez rien d'anormal, néanmoins, la malade frémit quand vous y touchez. Le plus souvent, elle accuse le chirurgien en disant qu'elle a été mal saignée, que la lancette était ébréchée ou qu'un filet nerveux a été intéressé : c'est dans l'état particulier de son système nerveux qu'il faut chercher l'explication de ses souffrances. Pour peu que vous poussiez votre interrogatoire, vous trouverez toujours qu'elle était sujette à certains troubles nerveux bien avant ceux qu'elle met sur le compte de sa saignée ; et vous pourrez constater, que quand ceux-ci auront disparu, ce sera pour faire place à d'autres accidents de même nature.

D'autres fois, ce sera une malade qui aura reçu un coup à la tête. Pour conjurer les accidents divers que pourrait occasionner le traumatisme, on la soumet à des saignées répétées, à une médication laxative et à la diète. Après qu'on a ainsi épuisé son organisme, elle se plaint de douleur dans la tête, plus encore qu'elle ne le faisait au moment de l'accident ; mais la douleur est d'une espèce toute autre, et s'accompagne, le plus souvent, d'autres symptômes qui n'ont rien de commun avec un processus inflammatoire. Ainsi, elle éprouve une sensation de tremblement, ou il lui semble qu'il lui tombe des gouttes d'eau sur la tête. La figure pâlit, la peau est fraîche et le pouls est ordinairement petit, rapide et faible. Si, dans un cas semblable, le chirurgien, se trompant sur la nature de la maladie, continue à faire des saignées et à maintenir la malade à la diète, tous ces symptômes s'aggravent, et il s'y en adjoint d'autres, parfaitement hystériques ; il ne se fait d'ailleurs aucune amélioration, jusqu'à ce qu'on ait institué un traitement plus approprié.

D'autres fois et encore assez souvent, une jeune femme se pique ou se pince le doigt. Bientôt après, elle se plaint de douleurs partant du doigt et s'étendant le long de la main et de l'avant-bras. Il s'ensuit même, quelquefois, une action convulsive des muscles du bras ou une contracture des muscles fléchisseurs de ce segment, de façon que l'avant-bras est maintenu en flexion, au moins pendant la veille, car ce spasme cède en général pendant le sommeil.

Mais ces symptômes qui, chez les sujets hystériques, reconnaissent un traumatisme local, ont souvent des effets bien plus variés que ceux que je viens de décrire.

Comme exemple, je vous citerai le cas suivant : une jeune fille de onze à douze ans se piqua l'index de la main gauche avec la pointe d'une paire de ciseaux. Il s'ensuivit immédiatement de la douleur sur le trajet du nerf médian, et, le lendemain, l'avant-bras était fléchi à angle droit sur le bras. Au bout de quelques jours, tous les muscles de la main et de l'avant-bras étaient le siège de mouvements spasmodiques violents, qui donnaient lieu à des convulsions étranges de la main et de l'avant-bras. Il s'y adjoignit des nausées et des vomissements, et, pendant deux jours, l'estomac rejetait immédiatement tout ce qu'on y introduisait. Petit à petit, les autres membres furent atteints à leur tour, et il devint impossible à la malade de marcher, ou même de se tenir debout. Quelquefois, le diaphragme même était pris et la suffocation devenait imminente; ou bien la mâchoire inférieure était relevée par la contraction du masséter; il y avait aussi, parfois, de l'opisthotonos. Parfois, on constatait une violente douleur dans la tête, laquelle douleur, au dire de la malade, présentait les mêmes caractères que celle de la piqûre du doigt. Ces symptômes persistèrent ainsi, en se succédant tantôt d'une façon, tantôt d'une autre, jusqu'à ce que la guérison eut lieu de la façon que je vous raconterai plus tard.

Je veux encore vous citer le cas suivant, à l'appui de ce chapitre. Une femme, d'environ trente ans, fut admise à l'hôpital Saint-Georges pour une fracture simple des deux os de l'avant-bras. La fracture ne présentait rien d'anormal, mais la malade se plaignait d'une très grande douleur au niveau de la fracture. Petit à petit, la douleur remonta le long du bras jusqu'à l'aisselle, et même s'étendit à ce côté-là du cou et de la tête. Le moindre mouvement du membre, même le fait de soulever l'avant-bras de dessus l'oreiller, était la cause d'une violente douleur et d'une agitation du membre, bientôt suivie d'un état qu'on pourrait désigner sous le nom de syncope hystérique, état dans lequel la malade demeurait pendant plusieurs minutes, complètement insensible aux impressions extérieures. La fracture guérit comme dans un cas ordinaire, mais les symptômes nerveux persistèrent pendant plusieurs semaines, et disparurent graduellement. Pour bien montrer que ce genre de symptôme dépend plus de la constitution que de la lésion locale, disons, qu'environ deux ans avant cet accident que je viens de relater, cette malade avait subi un léger traumatisme à la cheville, et qu'une série d'accidents nerveux survinrent à cette époque, présentant une grande ressemblance avec ceux qu'on a constatés chez elle pendant son séjour à l'hôpital. Il faut aussi faire remarquer que, dans ces deux occasions, elle a eu quelques crachements de sang, dus probablement à des éraillures de la muqueuse du pharynx ou de la trachée, attendu qu'on n'a jamais eu de raison pour soupçonner une affection des poumons.

J'ai rencontré plusieurs cas d'une affection singulière de la main et du poignet, et qui rentrent manifestement dans le cadre des maladies dont nous nous occupons. Elle se présente chez les femmes qui ont une prédisposition à l'hystérie, surtout chez celles qui ont éprouvé de grandes anxiétés morales. On lui reconnait comme cause, la plupart du temps, une foulure ou quelque autre léger accident. La malade se plaint de douleur dans le dos de la main et le poignet ; cette douleur est peu marquée au début, mais augmente petit à petit. Souvent, au bout de quelque temps, il survient un gonflement diffus des parties molles, gonflement qui s'étend un peu sur l'extrémité inférieure de l'avant-bras et descend jusque sur les doigts. Ce gonflement ne s'accompagne pas de rougeur de la peau, et, au bout de quelques semaines, il disparait, tandis que la douleur présente toujours les mêmes caractères ; aggravation au moindre mouvement, ainsi que par le fait de l'observation attentive de la malade. Pour prévenir les mouvements dont elle a si peur, la malade maintient sa main dans la même position. Il en résulte que les articulations deviennent raides, que la peau de la main devient unie et luisante, et semble contracter des adhérences plus intimes avec les tissus sous-jacents. Cet état de choses peut durer pendant trois ou six mois, ou même un an ou deux ; les symptômes disparaissent alors graduellement, sans donner lieu à aucune conséquence fâcheuse. Malheureusement, la terminaison n'est pas toujours aussi heureuse. J'ai donné des soins à une dame qui présentait les symptômes dont je viens de parler: Elle quitta Londres pour faire un voyage sur le continent, sans qu'aucune amélioration fût survenue. Je la revis au bout de quatre ou cinq ans. Les muscles de l'avant-bras étaient paralysés et atrophiés; toute la main était rétractée et sans puissance; les doigts, en flexion permanente dans la paume de la main; les ongles amincis et squameux.

Je terminerai cette leçon en rappelant, rapidement, quelques cas qui aideront encore à montrer la grande variété de symptômes locaux qui peuvent être dus à l'hystérie, et qu'on est exposé à rencontrer dans sa pratique journalière.

On vint me consulter pour une jeune fille de dix-huit ans, qui présentait les symptômes suivants: Accès fréquents d'éternuement avec écoulement très abondant d'un liquide aqueux par les narines; toux nerveuse alternant avec cette sensation dans la gorge décrite sous le nom de *boule hystérique*. Elle présentait assez souvent des attaques d'hystérie; la circulation était faible; elle souffrait de froid aux pieds et aux mains; la menstruation était irrégulière et peu abondante; à part cela, elle jouissait d'une bonne santé; il n'y avait aucune trace d'affection nasale.

Une femme mariée, âgée de trente-sept ans, était également sujette à ces accès d'éternuement avec écoulement aqueux abondant par les narines. Ces symptômes la prenaient une fois par semaine, et, chaque fois, elle avait une centaine d'éternuements; l'écoulement qui tombait des narines suffisait à tremper un mouchoir. Vers la même époque, elle commença à éprouver une sensation désagréable dans la figure et le palais; ce n'était pas une douleur, mais une sensation semblable à celle que produirait un ver de terre sur la peau. Ces symptômes devinrent de plus en plus marqués, pendant que les accès d'éternuement diminuèrent, au contraire. Au moment où elle vint me consulter, environ trois ans après le début de la maladie, les accès d'éternuement ne se montraient plus qu'une fois par mois, mais elle se plaignait d'une douleur aiguë survenant, surtout la nuit, avec sensation de battement dans le palais, les dents et la langue. Il n'y avait trace ni d'inflammation ni d'aucune autre affection.

Une demoiselle, âgée de trente-deux ans, vint me consulter à propos d'accès très douloureux pendant lesquels elle ne pouvait respirer, et qui s'accompagnaient d'une sensation de constriction de la poitrine et d'une excitation générale. Ces paroxysmes duraient souvent de dix à quinze minutes, et revenaient à des intervalles irréguliers, le plus souvent sans cause connue; d'autres fois, à la suite d'une vive émotion morale. A ce point de vue, le cas ne différait pas de la plupart des cas d'hystérie, mais ce qu'on y remarquait de singulier et qui fit qu'on vînt me consulter, était ceci : Il y avait un point spécial, près du cartilage ensiforme, qu'elle croyait présenter une relation quelconque avec sa maladie. L'examen le plus minutieux ne montrait rien de spécial en ce point, mais la pression du doigt ne manquait jamais de faire éclater un des paroxysmes dont je viens de parler. Quand ces paroxysmes étaient très forts, il y avait toujours un écoulement abondant d'urine limpide. Tous ces symptômes existaient, à un degré plus ou moins marqué, depuis dix ou douze ans, et s'étaient montrés à la suite d'une fièvre typhoïde.

Une jeune femme mariée, qui était sujette à des attaques d'hystérie ordinaire, se plaignait d'un point sensible à la partie antérieure de l'abdomen, un peu au-dessous du cartilage ensiforme; la moindre pression du doigt éveillait une douleur très grande, et était suivie d'une agitation violente de tout le corps, qui durait plusieurs minutes, et qui ressemblait, autant que possible, à des mouvements choréiques.

TROISIÈME LEÇON.

Pathologie de l'hystérie. — Traitement des affections hystériques locales.

SOMMAIRE. — Pathologie de l'hystérie. — Les symptômes offerts par cette maladie sont évidemment sous la dépendance du système nerveux. — Cependant les résultats fournis par l'anatomo-pathologie ont toujours été négatifs.

Hypothèses sur la nature et l'origine des affections hystériques. — Exemples à l'appui. — La prédisposition hystérique peut parfois dépendre d'une mauvaise éducation dans les premières années.

Notions sommaires sur le traitement médical de l'hystérie. — Régime. — Toniques. — Antispasmodiques. — Alcalins.

Traitement chirurgical des affections hystériques. — Frictions. — Emplâtre belladoné. — Lotions de camphre et de romarin. — Emploi de la vapeur d'eau. — Vésicatoires. — Ventouses.

Névralgie hystérique. — Affections hystériques des extrémités. — La section des nerfs est inutile et parfois dangereuse. — Exemples.

Il ne faut pas trop compter sur ces divers modes de traitement, et se rappeler que : 1° les symptômes hystériques disparaissent souvent d'une manière subite, sans qu'on puisse expliquer leur disparition d'une façon satisfaisante ; — 2° plus souvent encore les symptômes hystériques guérissent immédiatement à la suite d'une forte impression quelconque sur le système nerveux.

Il faut établir un traitement inoffensif jusqu'à ce qu'on soit fixé sur la véritable nature de l'affection locale.

Messieurs,

Je n'ai rappelé, dans les deux leçons précédentes, que quelques-uns des nombreux exemples d'affections hystériques locales que vous rencontrerez dans la pratique ; ils suffiront, néanmoins, à vous prémunir contre l'erreur commune, et vous empêcheront de les confondre avec des affections véritables. C'est là surtout ce que j'avais en vue, en appelant votre attention sur ce point. Mais c'est là une question de grand intérêt, et je ne veux l'abandonner qu'après avoir étudié, avec vous, quelques autres points qui s'y rattachent. Aujourd'hui, je me propose de présenter quelques observations sur la pathologie de ces cas et sur leur traitement.

Vous vous êtes probablement demandé déjà, s'il était légitime de rattacher à une seule et même cause, des symptômes aussi variés et dissemblables que ceux dont nous venons de parler ? Est-on bien fondé à admettre qu'une douleur dans le genou, une rétention d'urine, de la tympanite, soient des manifestations diverses d'une seule et même maladie, et qu'ils reconnaissent, comme origine, ce même état général qui donne lieu aux attaques ordinaires d'hystérie? La même question se présente à l'esprit quand on lit les *Études* de Sydenham sur l'hystérie, par lesquelles il a pris à tâche d'éclairer le médecin, de la même manière que je m'efforce de prémunir le chirurgien. A cela, je répondrai qu'il y a à peine un seul cas, parmi ceux que j'ai rapportés, dans lequel une étude minutieuse de l'histoire et des progrès de la maladie ne démontre, surabondamment, que la malade a été sujette, plus ou moins, aux symptômes ordinaires de l'hystérie ; parfois, les deux ordres de symptômes se montrent simultanément. D'autres fois et plus souvent, ils alternent les uns avec les autres. Quand vous aurez acquis une longue expérience, vous trouverez encore d'autres enseignements qu'il est impossible de faire connaître d'une façon complète. Vous verrez alors que, s'il est vrai qu'il n'y a pas de cas absolument semblables, il n'est pas difficile, d'un autre côté, d'établir une série de cas conduisant les uns aux autres par une gradation insensible ; et se rattachant entre eux par des symptômes qui, au premier abord, semblaient absolument différents et hétérogènes.

Il est une autre question qui ne manquera pas de se présenter à votre esprit dans le cours de ces études. Quelle est la véritable nature de la maladie dont dépendent des symptômes si variés? On ne peut hésiter à leur reconnaître comme siège le système nerveux. Cela est suffisamment démontré par la nature même de ces symptômes. La dissection, qui montre au grand jour la plupart des points obscurs de la pathologie, ne nous est ici que de peu de secours; tout au plus en retirons-nous des données négatives.

Souvent, j'ai examiné les points qui ont été le siège de douleurs hystériques, et, dans un cas de ce genre très net, j'ai fait une dissection munitieuse de tous les nerfs de la région, mais jamais je n'ai pu y découvrir quoi que ce soit d'anormal.

Mais chaque point du corps a son point correspondant dans le cerveau, et beaucoup de ces points sont représentés dans la moelle épinière. L'examen de ces organes donne-t-il des résultats plus satisfaisants? Disons seulement, en réponse, que s'il est vrai que la plupart des hystériques meurent d'une autre affection et que les occasions de faire des autopsies d'hystériques ne sont pas rares, néanmoins, les ouvrages des meilleurs anatomo-pathologistes ne disent rien sur ce sujet.

J'ai eu l'occasion de faire l'autopsie, dans trois cas où les accidents hystériques étaient tellement graves, qu'on pouvait les considérer comme la cause plus ou moins directe de la mort.

Voici ce que j'ai trouvé : dans un cas, la malade souffrait d'une douleur hystérique très grande dans le côté, et était sujette, entre autres symptômes variés, à des attaques pendant lesquelles elle perdait conscience de ses actes. C'est probablement pendant une de ces attaques, qu'un nombre considérable d'aiguilles s'introduisirent dans une de ses jambes; il s'ensuivit une grande inflammation, avec effusion de sérosité dans le tissu cellulaire. La malade mourut, et quoique l'autopsie fût faite avec le plus grand soin, on n'y découvrit rien que ce qui appartenait à l'état d'inflammation de la jambe. — Le second cas, dont j'ai déjà parlé ailleurs, était celui d'une malade qui souffrait depuis longtemps d'une rétention d'urine hystérique; la vessie était excessivement distendue, de couleur noirâtre, et la membrane muqueuse, ainsi que la tunique musculaire, étaient très amincies. Il s'agissait d'une demoiselle de trente-neuf ans. Depuis quelque temps déjà, elle se plaignait d'une douleur dans le poignet, et elle croyait s'être fait une foulure en soulevant une lourde marmite. A partir de ce moment, la douleur ne la quitta jamais. Cette douleur siégeait vers l'extrémité inférieure du radius, et s'étendait le long de l'avant-bras et de tout le côté du corps. Au mois de novembre 1814, un mois environ après l'accident, elle entra à l'hôpital. A cette époque, l'examen le plus minutieux ne révélait rien d'anormal dans l'aspect du membre, néanmoins, elle se plaignait d'une douleur intense et constante qui, partant du siège primitif du traumatisme, se propageait vers les doigts d'une part, et, d'autre part, vers l'épaule, la colonne vertébrale et le sternum. Elle accusait une grande oppression, et de là, difficulté à respirer; on constatait aussi chez elle des contractions subites des muscles de la face, et tout mouvement rapide de la main aggravait tous ces symptômes, et elle tombait dans un état voisin de la syncope. Elle restait étendue, les yeux grands ouverts, presque sans conscience de ce qui se passait autour d'elle, et, enfin, elle revenait à elle au milieu de sanglots hystériques ; le pouls était faible et battait cent vingt fois à la minute; on retira de la vessie 40 onces d'urine, sans produire le moindre soulagement. La langue devint noire et sèche, le pouls s'affaiblit encore davantage, et il y eut du tympanisme abdominal; les matières fécales avaient une coloration noire. Puis, survinrent du hoquet et des vomissements; elle s'affaiblit de plus en plus, et mourut quatorze jours après son entrée à l'hôpital. A l'autopsie, on examina avec beaucoup de soin le cerveau ainsi que les organes thoraciques et abdominaux, mais on ne put découvrir quoi que ce fût de pathologique nulle part, si ce n'est dans la vessie, dont il a été question plus haut, et deux ulcérations de la membrane muqueuse de l'iléon, dont chacune ne mesurait guère plus d'un demi-pouce de hauteur, mais qui s'étendaient à toute la circonférence de l'intestin. — La femme dont il s'agit dans la troisième observation avait souffert d'une paraplégie, qu'on avait cru pouvoir rattacher à l'hystérie. Cependant, un des médecins qu'elle consulta, crut devoir recourir aux saignées répétées et aux autres traitements spoliateurs. Il en résulta une suppuration des grandes lèvres et des parties molles recouvrant les chevilles. On reçut la malade à l'hôpital, dans un état d'épuisement très marqué, et elle y mourut peu de temps après. On examina avec le plus grand soin le cerveau et la moelle, mais on ne put y découvrir quoi que ce fût d'anormal; on ne trouva pas non plus de lésion dans les organes thoraciques ou abdominaux.

Si je vous raconte ces faits, ce n'est certainement pas que je croie que le système nerveux d'un individu qui est entaché d'hystérie ne diffère en rien d'un autre. La structure intime du cerveau, de la moelle et des nerfs, est trop délicate pour que nos sens puissent l'étudier, et, par conséquent, il peut y avoir des différences, dans l'organisation de ces organes, qui échappent à notre investigation. Rien, il est vrai, dans l'histoire de l'hystérie, ne nous justifie à croire à l'existence d'une production morbide, ou d'une modification de structure telle que nous en trouvons dans les affections dites organiques. Mais, il est permis de supposer, sans parler d'affections organiques, que la structure du système nerveux, au moment où la croissance est terminée, peut ne pas être la même chez tout le monde, et que, par son développement imparfait, il puisse survenir toutes les affections hystériques. Il me semble que cette hypothèse donne une explication assez raisonnable des phénomènes que cette étrange maladie nous montre, et qu'il n'est pas facile de les expliquer d'une autre façon. Si on admet cette façon de voir, on comprend facilement la relation entre l'hystérie et l'éducation première, au moment où se fait la croissance. C'est ce qui nous fait comprendre aussi, comment cette disposition est souvent héréditaire, jusqu'à un certain point, qu'elle se montre surtout dans certaines familles, et qu'une fois qu'elle a attaqué l'organisme, on n'en guérit jamais radicalement.

Le fait que les symptômes hystériques alternent avec des intervalles plus ou moins longs de parfaite santé, n'est pas un argument contre ce que je viens de dire. Il en est de même de beaucoup d'autres affections nerveuses, dont quelques-unes sont beaucoup plus formidables que celle dont il s'agit. Le fou a des moments de raison. Une tumeur qui comprime le cerveau peut donner lieu à l'épilepsie; la cause existe toujours. Mais après la première attaque, le malade peut être des semaines ou des mois avant d'en avoir une autre. De même, une malade peut avoir un système nerveux tel, qu'elle est sujette à des attaques d'hystérie. Tant qu'elle sera forte et bien portante, il ne se montrera aucun symptôme d'hystérie, mais qu'elle vienne à s'affaiblir soit par un accès de fièvre, une perte de sang, un travail corporel ou intellectuel exagéré, ou à subir l'effet dépressif de la tristesse, du chagrin ; et aussitôt l'hystérie se présente sous une forme ou sous une autre, selon qu'une partie ou une autre du système nerveux sera atteinte.

Cette manière d'envisager l'origine et la nature des affections hystériques se trouve confirmée par un fait, que j'ai souvent occasion de constater, et qui n'a pas, je crois, été signalé jusqu'ici par les auteurs. Chez les sujets prédisposés à cette maladie, il y a une faiblesse ou un relâchement évident des tissus, indépendamment de l'état présumé des tissus nerveux. Ainsi, il y a un certain relâchement des articulations, tellement marqué parfois, qu'elles sont le siège de véritables subluxations sans lacération de la synoviale ou des ligaments. Je me rappelle quelques malades qui, en faisant un effort, éprouvaient une sensation comme si des fibres musculaires ou des ligaments se déchiraient; il s'ensuivait parfois une très forte douleur siégeant dans les environs de l'articulation et persistant pendant un certain temps. Il n'est pas rare que les petits vaisseaux sanguins se rompent de façon à produire une petite hémorrhagie, quoiqu'il n'y ait rien de malade dans la région intéressée. C'est surtout dans les vaisseaux des muqueuses que l'on constate ce phénomène. Ce n'est pas, néanmoins, que ce tissu soit le siège exclusif d'hémorrhagie. Dans un cas, j'ai constaté des hémorrhagies par l'oreille.

Tous ces phénomènes sont, à proprement parler, l'expression d'un défaut de puissance physique, c'est là, en effet, le caractère prédominant de la maladie hystérique. Un grand nombre d'hystériques souffrent du froid aux pieds et aux mains, ont un pouls faible, très peu d'appétit, et sont fatiguées au moindre effort; elles présentent une prédisposition particulière aux incurvations de la colonne vertébrale. Quelquefois, dans les parties du corps qui sont le plus exposées à la température ambiante, ou qui sont situées le plus loin du centre circulatoire, le bout du nez par exemple et les chevilles, la circulation est si faible que les parties prennent une teinte violacée, et parfois suivie de vésication, et même d'un peu de suppuration. Ces derniers symptômes suffisent à démontrer un manque d'innervation; ils présentent une grande ressemblance avec ceux qu'on observe à la suite de violents traumatismes de la moelle ou d'un nerf périphérique. Un jeune homme éprouva un accident, à la suite duquel le nerf cubital fut coupé, juste en arrière du condyle interne du bras. La plaie guérit rapidement; mais, quand il vint me consulter environ trois mois après, le petit doigt était froid, insensible, couvert de points bleus semblables à ceux qui précèdent la formation d'eschares. Une jeune fille entra il y a quelques années à l'hôpital, à la suite d'un accident semblable. Le petit doigt était engourdi et froid, et, de temps en temps, toute la peau de cette région prenait une teinte bleue foncée. Il s'ensuivait toujours une large surface vésiculeuse, puis une ulcération superficielle qui guérissait, néanmoins, par la formation d'un nouvel épiderme; cette succession de phénomènes se répéta plusieurs fois pendant son séjour à l'hôpital.

Parfois, la prédisposition hystérique est manifestement sous la dépendance d'un vice de conformation du système nerveux, probablement congénital, et transmis de la mère à l'enfant; d'autres fois, il est évidemment le résultat d'une éducation mal comprise pendant les premières années de la vie. Dans ce dernier cas, cette prédisposition fâcheuse peut être combattue par l'application d'un meilleur régime. Dans le premier cas, on peut aussi agir d'une manière efficace pendant les années qui s'écoulent entre l'enfance et la puberté, dans le but d'améliorer la constitution et d'atténuer autant que faire se peut les effets de la maladie.

On ne peut rendre un plus grand service aux classes aisées de la société qu'en expliquant aux parents combien le système ordinaire d'éducation tend à engendrer la prédisposition à ces maladies, chez leurs filles.

Pour mieux vous faire comprendre et pour mieux leur montrer ce qu'ils doivent faire et ce qu'ils doivent éviter, il vous suffira de faire ressortir la grande différence qui existe dans l'éducation des deux sexes. Les garçons vont en pension de bonne heure, prennent beaucoup d'énergie au grand air; leurs sœurs, au contraire, sont tenues à la maison renfermées dans des appartements, et ne se donnent que peu de mouvement. De plus, elles passent beaucoup plus de temps à l'étude que les garçons. Le cerveau est surmené aux dépens des forces physiques, et avec peu de bénéfice, en somme; car il est évident que ce travail intellectuel a bien moins pour but de remplir le cerveau de connaissances, que de le soumettre à un entraînement et d'y développer toutes les facultés, et que, toutes choses égales, on atteindra plus facilement ce but chez les enfants dont les fonctions animales sont en parfait état.

Ce que je vous dis là ne sert qu'à la prophylaxie de la maladie. Dans la pratique, vous avez affaire à des cas où l'état maladif du système nerveux est bien confirmé.

Je n'ai pas à m'occuper ici du traitement médical de l'hystérie, aussi n'en dirai-je que quelques mots.

Ainsi que je vous l'ai dit déjà, on ne trouve pas toujours de symptômes avérés chez la malade entachée d'hystérie, et on peut, par une sage intervention, rendre les accidents moins fréquents et moins sévères. Ces symptômes éclatent le plus souvent quand les forces physiques tombent au-dessous de la normale; il est donc raisonnable d'admettre, qu'en relevant les forces et en rétablissant la santé générale, on les fera disparaître. Aussi emploiera-t-on avec succès dans ces cas tous les médicaments toniques : fer, quinquina, sulfate de zinc, ammoniaque. La malade sera soumise à un régime fortifiant, prendra beaucoup d'exercice et habitera plutôt la campagne que la ville; son cerveau sera soumis à un travail agréable, mais ne sera pas surmené. Rien n'a d'effet plus fâcheux sur la disposition hystérique que l'ennui ou une vie oisive; l'esprit, obligé de se replier pour ainsi dire sur lui-même, se crée des sujets de chagrin et s'excite à la tristesse.

L'emploi des médicaments appelés anti-spasmodiques, tels que la valériane et l'assa fœtida, trouve son indication là où il y a plus qu'une simple prédisposition hystérique; mais où éclatent les symptômes de la maladie avérée. Les toniques, qui sont utiles pour prévenir ces symptômes, sont efficaces aussi pour les faire disparaître, surtout quand la maladie prend une forme chronique, ainsi que cela se montre dans la plupart des cas que le chirurgien est appelé à soigner. C'est dans ces cas que j'ai employé, avec beaucoup de succès, le sulfate de cuivre sous forme de pilules à petites doses, pendant longtemps. Il est un autre point qu'il ne faut pas négliger : il existe souvent un état particulier de l'organisme qui joue le rôle de cause occasionnelle dans le développement des symptômes hystériques, et qui est quelquefois justiciable de la médecine. Tantôt, ce sera une langue chargée avec accompagnement de constipation marquée, ou bien une menstruation vicieuse; dans ces cas, on tirera grand avantage des médicaments appropriés. Ou bien il n'est pas rare, dans les cas d'hystérie plus graves, de trouver dans les urines un grand dépôt d'acide urique sous forme de sable, ou encore les urines peuvent être très colorées et donner un dépôt amorphe, de couleur rosée, formé d'urate d'ammoniaque.

Dans ces deux cas, l'emploi d'alcalins combinés au mercure, aux purgatifs et à un régime sévère contribueront à amener la guérison, car, ici, l'état particulier de l'urine est plutôt la cause que l'effet de l'hystérie. Pour l'étude de ces questions, je vous renvoie à vos auteurs, mais je crois de mon devoir d'insister, d'une façon toute spéciale, sur quelques points concernant le traitement chirurgical des affections hystériques.

Je commence par vous dire que j'aurai surtout à vous montrer ce que vous ne devrez pas faire, plutôt que ce que vous aurez à faire. Vous pourrez soulager parfois des douleurs hystériques, au moyen de frictions faites avec un liniment stimulant tel que le camphre, que l'on peut aussi combiner à la teinture d'opium. Les applications d'emplâtre de belladone seront souvent utiles, mais on n'en obtiendra pas les effets remarquables que l'on constate dans les autres névralgies.

Vous calmerez encore des douleurs hystériques au moyen de lotions composées de camphre et de romarin.

D'autres fois, la vapeur d'eau donnera de bons résultats Cette médication est souvent utile dans les cas de cette affection bizarre de la main et du poignet que j'ai discutée dans ma dernière leçon. Dans les cas où le membre malade est le siège de sensations alternatives de chaud et de froid, j'ai obtenu d'excellents résultats par le traitement suivant. Pendant ce qu'on appelle l'accès chaud, je fais appliquer sur le membre une compresse trempée dans un mélange alcoolique froid, et, quand la douleur a disparu et que survient l'accès froid, je fais recouvrir le membre d'un bas de laine épais et de taffetas gommé, pour s'opposer à l'évaporation. On enlève la toile imperméable quand l'accès froid est fini. A ce traitement local, on devra adjoindre l'emploi du sulfate de quinine, surtout là où ces symptômes présentent un caractère intermittent. Dans quelques cas de névralgie hystérique, on croit soulager la malade par la soustraction d'une certaine quantité de sang : sangsues, ventouses scarifiées, ou même saignées. Je ne doute pas que cette perte de sang soit parfois suivie de soulagements. Mais ce n'est jamais là qu'un résultat temporaire, et, toutes les fois que j'ai vu employer ce genre de traitement, le résultat final a toujours été déplorable pour la malade. De fait, nous pouvons poser comme règle générale, que tout ce qui diminue les forces physiques tend à prolonger la durée des affections hystériques, quelle que soit leur nature, et rien n'agit dans ce sens avec plus d'efficacité que de fréquentes saignées. Si j'en crois mon expérience, les malades qu'on a soumises à ce traitement deviennent presque toujours absolument incurables, et je n'hésite pas à croire que souvent leur vie en a été écourtée.

Les vésicatoires, les ventouses et toute la classe des contre-stimulants ne font, la plupart du temps, qu'augmenter les souffrances, et il est une objection à toute espèce de médication locale qui trouve, ici surtout, sa place, c'est qu'elle détourne l'attention du médecin de la maladie générale. Je veux profiter de cette occasion pour ajouter qu'un des points les plus importants dans le traitement, c'est que l'esprit de la malade soit détourné, autant que possible, de ses souffrances. Le traitement institué devra être tel qu'il change le plus possible les habitudes ordinaires de la malade. Ainsi, dans le cas de névralgie hystérique du genou ou de la hanche, il est rare qu'une amélioration se rencontre tant que la malade reste étendue sur le sofa. La douleur pourra disparaître, mais il s'ensuit une sensation de faiblesse qui, bien plus que la douleur elle-même, rend la marche impossible, et qui, tout naturellement, ne fait que croître à mesure que le traitement se prolonge. Le premier pas vers la guérison est obtenu, quand la malade a assez de force de caractère pour se servir de son membre, malgré la douleur.

Il me reste à considérer un autre point, relativement au traitement chirurgical. Dans les affections hystériques des extrémités, peut-on espérer tirer avantage de la section des nerfs qui se rendent à la partie malade, de façon à détruire toute communication avec le sensorium; ou de la disparition de la partie malade, par excision ou amputation. Si ma manière de voir — qui consiste à considérer ces affections comme dépendant du système nerveux en général, et non pas des régions où les symptômes s'accusent — si cette manière de voir, dis-je, est la vraie, on ne peut s'attendre à obtenir aucun résultat au moyen de ces opérations, et les insuccès, si nombreux dans les cas des tics douloureux ou de tétanos, viennent à l'appui de l'opinion que j'émets. La science pathologique n'est pas encore assez faite pour que nous ne tenions pas compte des leçons de l'expérience, et c'est là qu'il est bon de puiser des enseignements avant de porter un jugement définitif.

Dans un cas que j'ai déjà cité, et où il s'agissait d'une jeune fille qui fut prise de toute la série d'accidents hystériques graves, à la suite d'une piqûre au doigt, je crus devoir sectionner les nerfs des doigts, il y a longtemps de cela. Je fis une incision circulaire comprenant tous les nerfs, les vaisseaux, la peau et le tissu cellulaire jusqu'à l'os, sur les côtés et jusqu'aux aponévroses tendineuses en avant et en arrière. J'obtins comme résultat une légère aggravation dans la maladie.

En 1818, on me pria d'aller voir une dame qui souffrait d'une affection du genou. D'après ce qu'on me raconta, je crus avoir affaire à une inflammation de la synoviale de date ancienne, qui avait disparu après avoir produit des lésions ulcéreuses dans les autres tissus, le cartilage par exemple, et je prescrivis le traitement approprié. Je n'oserais affirmer que, maintenant, j'envisagerais le cas de la même manière, mais il en résulta dans les premiers temps une amélioration marquée ; plus tard, il est vrai, les symptômes s'aggravèrent d'une façon manifeste. La malade souffrait plus que jamais, à un tel point, qu'elle demanda qu'on lui fît l'amputation du membre. On me consulta de nouveau, mais d'après les renseignements qu'on me donna, je fus d'avis que les symptômes ne révélaient pas des lésions assez sérieuses et que l'amputation n'était nullement justifiée. Néanmoins, elle persista dans son intention, et deux chirurgiens éminents, cédant à sa prière, firent l'amputation. Après l'opération, ils furent très surpris, en disséquant le membre, de ne rien trouver dans l'articulation malade, que le cartilage était seulement usé sur un point de très petite étendue, et qu'il n'y avait aucune autre altération. Le moignon guérit facilement, mais la malade ne fut pas soulagée. J'eus l'occasion de la voir plusieurs mois après l'opération : elle souffrait plus que jamais de douleurs intenses dans le moignon, avec des mouvements convulsifs dans les muscles qui font mouvoir le fémur sur le bassin.

Je dois à M. Soden la relation d'un cas qu'il a observé, dans lequel le membre fut également amputé au-dessus du genou, sans que le résultat, d'ailleurs, fût meilleur. Les douleurs se reproduisirent dans le moignon, et la malade souffrit autant après l'opération qu'auparavant.

J'ai trouvé la relation d'un troisième cas du même genre, dans l'ouvrage de M. Mayo. On fit l'amputation du genou et le moignon guérit. Peu de temps après, le moignon reçut un coup par hasard, et ce léger traumatisme fut suivi de douleurs absolument semblables à celles qui siégeaient autrefois dans le genou ; on fit une nouvelle amputation, mais le moignon ne fut pas plutôt guéri que la douleur revint. M. Mayo fit alors la section du nerf sciatique au niveau du bord inférieur du grand fessier. Dans les premiers temps, on crut à une guérison, comme cela avait eu lieu pour les opérations ultérieures, mais la douleur revint aussitôt que la plaie fut guérie. C'est à ce moment que j'eus l'occasion de voir la malade ; la douleur était aussi forte que jamais. En somme, elle avait subi ces diverses opérations sans en tirer le moindre bénéfice.

On ne peut se refuser à l'évidence, et beaucoup de cas semblables, que je pourrais vous énumérer, montreraient combien sont vaines toutes les tentatives de soulager ces affections, de nature hystérique, par une amputation. Néanmoins, on a donné des arguments dans le sens contraire. Une jeune femme fut saignée au bras dans le mois de juillet 1820 ; la petite plaie se guérit comme d'ordinaire, mais le 7 août, on la reçut à l'hôpital Saint-Georges pour une douleur de nature hystérique, siégeant surtout dans la cicatrice, mais s'étendant jusque dans la main, et en haut jusque dans l'aisselle, et dans tout ce côté du corps jusqu'au pied. De ce côté, d'ailleurs, la malade éprouvait un engourdissement très marqué. Le bras tout entier était froid, violacé, et la peau présentait une sensibilité exagérée. Le 25 août, j'excisai la cicatrice, on la crut complètement guérie, et aussitôt que la plaie se fut refermée, elle quitta l'hôpital. Jusqu'ici, il semble que l'opération ait pleinement réussi, mais écoutez la fin. Au bout de deux mois, elle rentra à l'hôpital, non plus pour la douleur dans le bras, mais pour d'autres symptômes sous la dépendance d'un même état général. Le bout du nez était froid, violacé, et ce même phénomène se montrait au niveau des malléoles. En ce dernier point, il y avait une vésicule étendue et la gangrène semblait imminente ; il n'en fut rien pourtant, et je perdis la malade de vue quelque temps après.

Dans le cas de M. Mayo, dont je vous entretenais il y a un instant, nous avons vu qu'il fit une seconde amputation et enleva la tête du fémur ; j'ai reçu une lettre de lui où il me dit que, depuis cette dernière opération, la douleur n'a pas reparu jusqu'à présent. — Nous lisons aussi, que sir Astley Cooper fit l'amputation d'un bras, au niveau de l'épaule, pour une affection névralgique d'un moignon, et que la malade guérit d'une façon définitive. Quoi qu'il en soit, jusqu'à ce que la science nous ait fourni un plus grand nombre de cas semblables, il nous est impossible d'affirmer que ces malades, dont il a été question, étaient ou n'étaient pas entachées d'hystérie. Nous restons toujours en face de cette question : combien de temps ces chirurgiens purent-ils suivre leurs malades, et était-ce une véritable guérison, ou simplement une transformation d'une impression hystérique en une autre ?

Pour apprécier à leur juste valeur de semblables opérations, ainsi que d'autres modes de traitement qu'on a prônés contre l'hystérie, nous ne devons jamais perdre de vue ces deux axiômes :

1° *Les symptômes hystériques disparaissent souvent d'une manière subite, sans qu'on puisse expliquer leur disparition d'une façon satisfaisante ;*

2° *Il arrive encore plus souvent que des symptômes hystériques guérissent immédiatement à la suite d'une forte impression quelconque sur le système nerveux.*

Vous n'avez qu'à vous reporter à ce que je vous ai dit dans le cours de ces leçons, pour trouver des exemples frappants de ce que j'avance.

Dans le VIIIe volume des *Transactions* de la Société Royale de Médecine et de Chirurgie, M. Pearson raconte le cas d'une dame atteinte d'une affection nerveuse de la main et de l'avant-bras, consistant en une douleur aiguë et des spasmes musculaires : elle guérit immédiatement par l'application d'un liniment excitant, qui contenait de la térébenthine et qui provoqua une éruption vésiculaire sur toute la surface cutanée.

On m'a raconté le cas d'une jeune fille, qui avait souffert longtemps d'une affection hystérique avec contraction spasmodique des muscles des membres inférieurs ; tous ces symptômes disparurent à l'occasion de l'extraction d'une molaire.

Il y a plusieurs années, je donnais des soins à une jeune fille souffrant d'une affection douloureuse du cou-de-pied, à laquelle je ne comprenais rien à l'époque, mais que mon expérience me permet aujourd'hui d'affirmer de nature hystérique. Elle fut soignée par d'autres chirurgiens, plus tard ; ils furent, je crois, aussi indécis que moi, et en tous cas ne la soulagèrent aucunement. Enfin, comme elle souffrait toujours et qu'elle avait entendu raconter des histoires de guérisons remarquables au moyen de bains de vapeurs, elle se mit à ce traitement, et, après le second bain, fut complètement guérie. Plus tard, elle revint me consulter pour une affection nerveuse du bras et de l'avant-bras.

Dans le « *Christian observer* » de novembre 1830, nous trouvons la relation du cas de miss Jancourt. Depuis de longues années, elle était condamnée à l'immobilité par suite d'une affection de la hanche, de nature hystérique. Son confesseur ayant récité des prières à son intention, elle se leva subitement et descendit souper au grand étonnement de toute la famille.

Je ne veux pas insister plus longuement sur ce côté de la question. Ce que je vous en ai dit suffira pour vous mettre en garde, dans le cours de votre pratique, contre les formes capricieuses de cette étrange maladie.

Quant au gros public, qui n'est pas habitué aux recherches scientifiques, et qui ne se doute pas de la difficulté qu'il y a à contrôler les effets des remèdes, je comprends que ce serait perdre mon temps que d'essayer de l'éclairer. On sera toujours tout prêt à donner crédit aux histoires de cures merveilleuses, et toutes les formes du charlatanisme obtiendront, auprès du public, plus d'estime que les hommes sérieux qui ont fait de la science une étude approfondie.

Je veux vous donner un dernier conseil. Je vous ai dit qu'il était de la première importance de ne pas confondre des cas d'affections nerveuses avec des lésions locales véritables. Il est tout aussi important de ne pas se tromper dans le sens contraire. Dans le doute, ayez soin de ne mettre en usage qu'un traitement qui serait inoffensif s'il existait véritablement une lésion locale. Au bout de très peu de temps, vous pourrez reconnaître, d'une façon certaine, la nature de la maladie, et vous n'hésiterez plus sur le traitement à instituer.

TABLE DES MATIÈRES

PREMIÈRE LEÇON.

THÉORIE DES AFFECTIONS NERVEUSES LOCALES. — DES DIVERSES CONDITIONS DANS LESQUELLES ELLES SE MONTRENT. — DES PRINCIPES QUI DOIVENT SERVIR DE BASE AU TRAITEMENT DE CES AFFECTIONS.

DEUXIÈME LEÇON.

DES DIFFÉRENTES FORMES DES AFFECTIONS HYSTÉRIQUES LOCALES.

TROISIÈME LEÇON.

PATHOLOGIE DE L'HYSTÉRIE. — TRAITEMENT DES AFFECTIONS HYSTÉRIQUES LOCALES.

VERSAILLES. — IMPRIMERIE CERF ET FILS, 59, RUE DUPLESSIS.

VERSAILLES — IMPRIMERIE CERF ET FILS, RUE DUPLESSIS, 59.

www.ingramcontent.com/pod-product-compliance
Ingram Content Group UK Ltd.
Pitfield, Milton Keynes, MK11 3LW, UK
UKHW021149220726
13924UKWH00003B/1077